U0312608

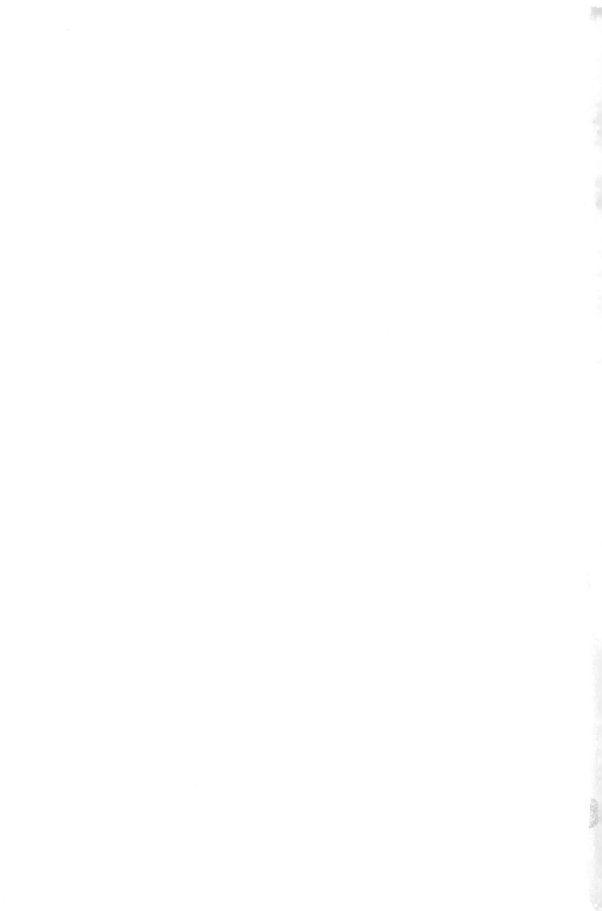

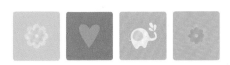

新生儿护理300问

[德国]比吉特·劳厄 著 董晓男 译

译林出版社

宝贝，欢迎来到这个世界！

哇，现在可以开始吃辅食了！

从初期开始正确喂养宝宝

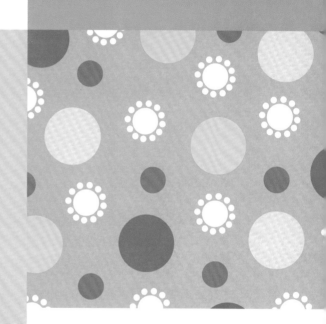

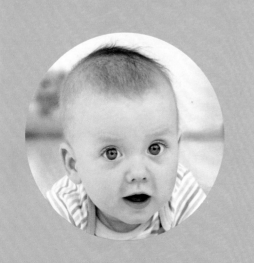

用心护理宝宝

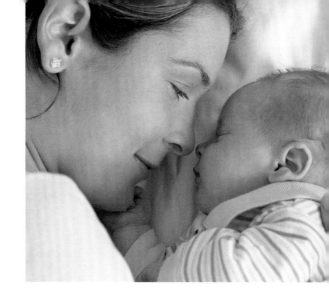

宝宝的成长发育

宝宝的健康

你好，广阔的世界！

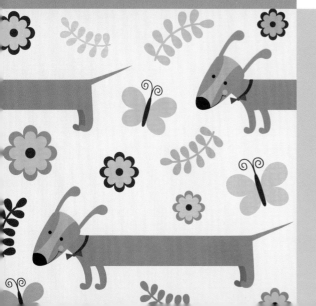

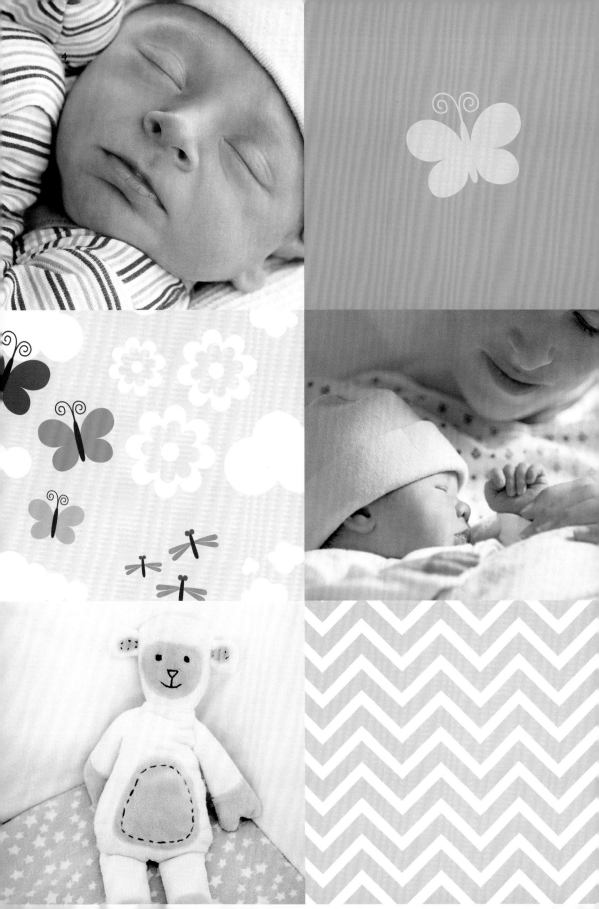

而维持宝宝身体中还不稳定的热平衡。宝宝的组织器官刚刚开始熟悉皮肤菌群，这会促进宝宝的免疫系统发育，增强母体被动免疫（转移给宝宝的母体免疫系统抗体）。亲密的身体接触对宝宝的意识成长也具有重要的意义。在熟悉的妈妈的身体保护下，最初的触觉、嗅觉、听觉、视觉接触能够增强宝宝的基本信任，宝宝对亲情与爱的意识会得到成长。

建立亲密关系和联系

对此我们可以用文字形象地进行说明：怀孕阶段是母亲和孩子之间身体及精神的结合，而这种结合在分娩之后便结束了。从宝宝出生那一刻开始，你和宝宝之间便形成了一种新的联系，也就是父母和孩子之间一生的紧密感情联系，我们将这一漫长的发展进程称为"亲密关系发展"。

你需要开发、促进新生儿的基本信任。宝宝刚出生后的几小时以及之后几天对孩子日后人际关系的发展至关重要。这段时间能够建立起宝宝最重要的感情基础，也就是说，这段时间关系到宝宝建立并获得良好的人际关系的能力。

但是，也会有意外的情况，例如，在紧急剖腹产或者早产的情况下，宝宝刚出生的前几个小时所经历的过程完全不同。但是，这并不会一直影响父母和宝宝之间亲密关系的建立，你日后仍可以和宝宝建立起这种亲密的关系，宝宝同样也会获得很多建立亲密关系的经验。为了在父母与孩子之间建立良好的联系，父母和孩子需要一起学习很长一段时间，以便于协调彼此之间的行为活动，这同样也十分有意义。

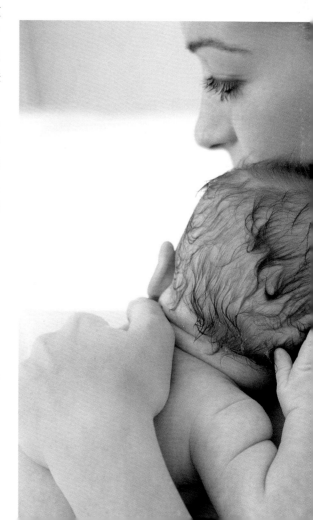

宝宝出生后的第一次皮肤接触会使宝宝得到安全感，并且会使刚刚来到这个世界上的宝宝体会到爱的温暖。

①

出生之后：亲切问候

如果一切正常，在宝宝出生后的几小时，请你安静地享受和宝宝在一起的美好时光。在大多数情况下，不用急着给宝宝做常规检查。请你先擦干宝宝的身体，用一块温暖的干毛巾盖住宝宝，也可以在宝宝出生后立即将他放在你的肚子上或者臂弯中。你与宝宝之间的第一次目光接触可以促进你们感情的建立，你可以通过目光接触立即与宝宝进行对话。如果宝宝开始寻找乳头，那么你就可以给宝宝喂奶了。能够自己找到妈妈乳房的宝宝，在日后通常会具有更好的吮吸能力。

②

早哺乳

在出生大约半个小时后，新生儿会表现出强烈的吮吸反射，你的宝宝会主动去寻找乳头。如果这时你想给宝宝喂奶，那你就可以享受哺乳时的温馨感觉了。早哺乳能够更好地刺激催乳素和催产素的分泌，这对于母乳喂养非常重要。事实证明，尽早哺乳可以使宝宝具有较强的吮吸能力。母乳喂养简单方便，所以选择母乳喂养的妈妈总的哺乳期往往更长。在进行母乳喂养时，可以通过简单、自然的方式增强宝宝的信任感，妈妈可以延续在怀孕期间与宝宝建立起来的关系。宝宝能够听到熟悉的妈妈的心跳声，而亲密的目光接触也可以增进你与宝宝之间的感情。

③

近距离接触对宝宝有益

宝宝在你的肚子里住了九个月，并且在这期间时时刻刻与你在一起。如果你现在能够有很多时间陪伴在宝宝身旁，那么可以继续给宝宝这种安全的感觉。如果你是在医院进行分娩，那么母婴同室是十分重要的，因为这样你就可以随时陪伴在宝宝的身旁，并能够亲自照顾你的宝宝。这可以使你更快熟练并稳妥地照顾宝宝。

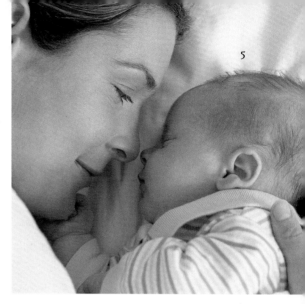

4

在夜间也需要近距离接触宝宝

宝宝喜欢睡在爸爸妈妈身边，如果你愿意，可以悄悄把宝宝放到你的床上。特别是，如果你白天很忙，或者需要工作，那么夜间的身体接触会让你有机会更好地亲近宝宝。这样不但不会宠坏你的宝宝，反而不会让宝宝因为在黑暗中与爸爸妈妈分离而感到害怕。如果感到周围有熟悉的人，宝宝就会有安全和被保护的感觉。宝宝可以感受到，睡觉是一种安心的状态，在这种状态下他们可以舒服地进入梦乡。这种安全的感觉会对孩子以后的睡眠产生影响，为宝宝以后独立在自己的小床上睡觉打下良好的基础。

赞成宝宝和父母同睡

研究证明，宝宝和父母同睡可以降低婴儿猝死（请参阅第 201 问）的风险。但是，必须保证这些前提条件：

♥ 床垫要很硬。禁止使用水床，或者让宝宝睡在柔软的沙发上。

♥ 床上没有裂缝或者缝隙，以防宝宝在睡梦中滑入缝隙。

♥ 如果给宝宝使用睡袋，那么睡袋上不应有盖罩，也不应有垫子。

♥ 如果你饮酒、服用大量药物或者吸烟，那么请不要与宝宝同睡。

5

如果总是抱着新生儿，会不会惯坏他？

不会，相反地，如果你与你的宝宝近距离接触，可以更了解宝宝，更熟悉宝宝的特点。被妈妈抱着的宝宝表现得更满足、更安静，亲密的身体接触能够满足新生儿对安全感的自然需求。你应该让宝宝逐渐地习惯自己待着。很多婴儿只能独自待非常短的时间，然后爸爸或妈妈就得回到他的身边，这对婴儿来说是一种很正常、健康的行为！

实用：背巾

如果你感觉抱着宝宝太累，可以尝试一下使用背巾（请参阅第 286 问）。这样可以使你更轻松，并且可以缓解你的背部压力。大多数宝宝都喜欢背巾，因为这让他们回忆起在妈妈子宫里轻柔摇摆的感觉。你的助产士会向你展示如何正确地使用背巾。

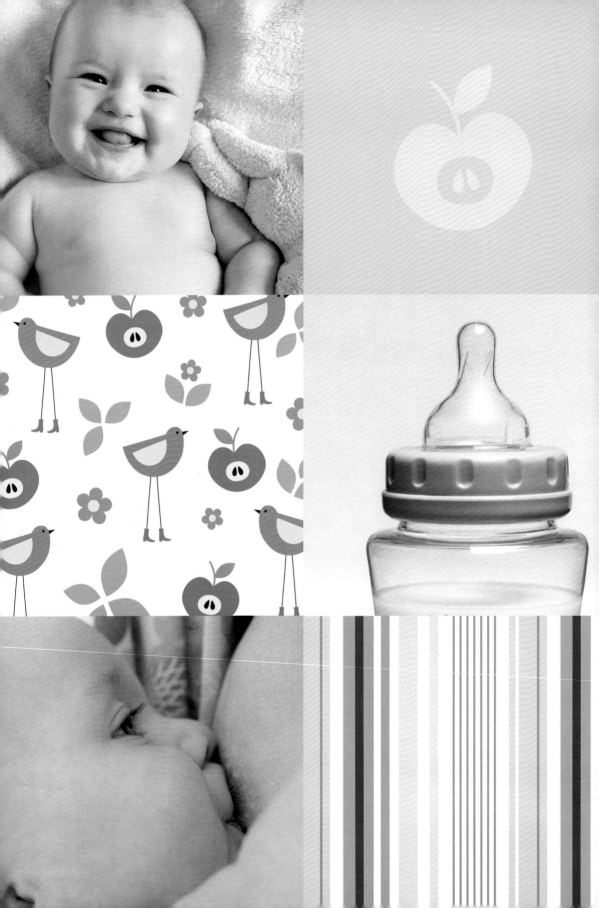

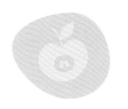

从初期开始正确
喂养宝宝

开始母乳喂养

母乳喂养是世界上最自然的事情。母乳喂养的时间是你和宝宝一同成长的轻松、快乐的时光。第一次喂奶，你可以和宝宝一起安静地学习和练习如何进行母乳喂养。

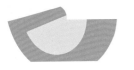

母乳是大自然的馈赠。妈妈为宝宝提供乳汁，使宝宝茁壮成长，是那么自然，简直是一个奇迹！母乳喂养不仅仅为宝宝提供营养，更满足了宝宝的心灵以及精神需求。每个妈妈开始母乳喂养的情况，以及母乳喂养的过程都有所不同。虽然我们不能对所有的情况都有所计划，但是，提前进行相关了解还是能够起很大帮助作用的。在母乳喂养期间，如果遇到问题或者困难，你的助产士以及哺乳顾问可以随时为你提供帮助。

第一次

宝宝来到这个世界上，与生俱来便拥有觅食和吮吸反射。在出生后的二十至六十分钟内，这种反射条件会表现得格外强烈。如果一些常规程序，例如，称重、测量、洗澡以及其他程序可以稍等一会儿的话，可以让新生儿在不被打扰的情况下，让他完全依靠自己寻找到他所渴望的奶源，因为妈妈乳头散发出的与羊水相似的气味会吸引宝宝。宝宝会记住第一次吮吸美好、快乐的体验，并在下一次哺乳时回忆起这美好的经历。

尽早哺乳非常重要

尽早进行第一次哺乳对你和宝宝都有很大益处：

- 这样会刺激妈妈的乳房分泌乳汁，增加珍贵的初乳量。初乳对于新生儿来说极易消化，可以让宝宝有饱足感，并为尚未成熟的免疫系统提供支持。
- 宝宝很快进行消化，并快速进行第一次排便。这可以防止患新生儿黄疸。
- 哺乳时产生的催产素可以让妈妈的子宫更好地愈合，因此妈妈失血更少。如果胎盘尚未松动，可以通过尽早哺乳来缓解胎盘疼痛。
- 可以促进妈妈和宝宝之间建立亲密的关系。催产素也被称为爱情激素，它能够帮助我们敞开身心。女性在性高潮、生育和哺乳时会产生大量的催产素。男性也会产生催产素，但是通过男性荷尔蒙的作用又会很快消退。

初乳

在开始的时候，妈妈的乳房只能产生很少量的乳汁，即初乳。重要的原因是，新生儿的胃还非常小，如果乳汁过多宝宝会消耗不掉。初乳的量虽然特别少，但是它以高度集中的形式，以及完美的组成成分为宝宝提供当前所需的所有重要营养物质以及抗体。宝宝尚未成熟的肠胃可以非常好地消化高热量、黄色奶油状的初乳。因为初乳利于排泄，所以宝宝很快便可以进行第一次排便，由此也可以降低患新生儿黄疸的危险。此外，乳汁中还含有许多有价值的免疫物质。

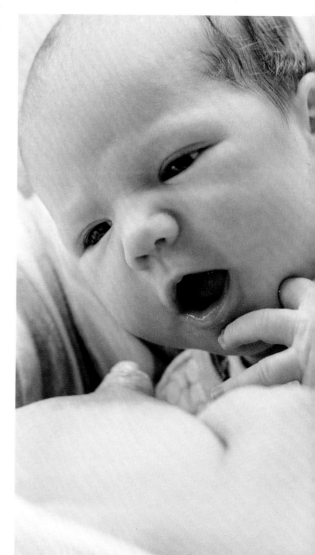

母乳喂养能够促进妈妈和宝宝建立起亲密关系。

过渡乳以及成熟乳

如果宝宝有规律地吮吸乳汁，那么在三至五天后，妈妈会持续分泌大约两周的过渡乳，过渡乳中的蛋白含量略少，但是碳水化合物以及脂肪含量更高。从大约第十四天开始，妈妈开始产生成熟乳，其成分在整个哺乳期都非常符合宝宝的需要。

成熟乳的第一部分，即前乳，看起来像水，是透明的，主要用于给宝宝解渴。随后，才会通过喷乳反射释放出富含脂肪的白色后乳。在母乳喂养过程中，乳汁的颜色会根据乳汁当前的成分发生变化。

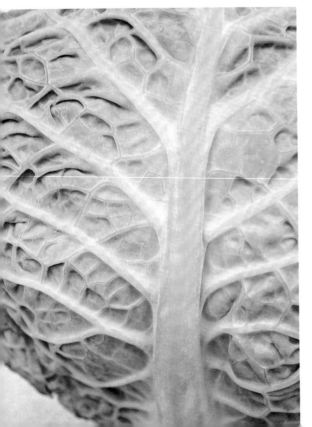

6

如果乳房膨胀

在由初乳转化为过渡乳以及成熟乳的阶段，妈妈会感觉乳房绷紧，因为妈妈需要习惯分泌更多的乳汁。有些妈妈过渡很顺利，而有些妈妈的乳房则会膨胀。这样的妈妈会感觉乳房很重、很热、肿胀，并且对疼痛很敏感。为了缓解乳房膨胀的情况，在哺乳之前可以热敷乳房，或使用樱桃核热敷袋，或通过淋浴使乳房变热，以便于乳汁更容易流出。有时，乳房非常饱满，以至于宝宝不能够正确找到乳头，你可以在哺乳之前先挤掉一些乳汁，你的助产士会向你展示如何去做。在这一阶段哺乳的次数应尽可能多，这是治疗宝宝可能存在的不适症状的最佳良药。

有效的祖传秘方

白菜包对乳腺堵塞有明显的镇痛作用。去除白菜或者皱叶甘蓝菜叶梗（最好是有机菜），用擀面杖擀，直至有一些汁液流出，用纱布包裹起来，并熨平加热，直至菜叶上所有的脉络都变软，然后直接放在乳房上，用一块布隔开衣服，让菜包在乳房上放置大约一个小时。如果菜叶发黄或者能够闻到味道，则可以将菜包取下。最后用温水清洗乳房，以防陌生的气味会令宝宝感到不适应。

由菜叶制成的菜包可以缓解乳腺堵塞的疼痛。

II

7

正确哺乳

为了能够让宝宝有效地进行吮吸，并刺激喷乳反射，就不能让宝宝只吮吸乳头，而是要让宝宝用嘴唇含住大部分乳晕。妈妈可以帮助宝宝，以 C 形握法握住乳房，将手放在乳房上，拇指在乳头上方，其他手指在乳头下方。手指到乳头的距离大约为 3 厘米。轻轻抬起乳房，沿着胸腔方向轻轻按压手指，同时向乳头方向轻轻挤压，收缩乳晕。如果宝宝张开嘴，应让宝宝靠近乳房，以便于宝宝能够更好地含住乳头。

重要提示：让宝宝靠近乳房，而不是让乳房靠近宝宝！

松开吮吸连接

如果你注意到宝宝没有正确地进行吮吸，则需要将宝宝从乳房上移开——将小手指放到他的嘴角（如右图），轻轻地释放出真空压力——然后重新尝试哺乳。你的宝宝也需要一点儿时间来学习如何吃奶。

在将宝宝从胸前移开之前，先用小手指松开吮吸连接。

8

这样可以识别出你的宝宝
是否在正确地吃奶

♥ 可以通过很明显的吸吮和吞咽动作进行识别，当宝宝正确吮吸时，从下颌至耳朵，整个肌肉组织都在运动。

♥ 你可以听到，你的宝宝如何进行吞咽。

♥ 宝宝的鼻子离乳房很近。

♥ 他的嘴唇向外翻，呈鱼嘴状。

♥ 在宝宝刚开始吮吸时，妈妈的乳房感觉轻微疼痛。实际上，宝宝真正开始吮吸时不会造成妈妈乳房疼痛。

♥ 在宝宝吃奶时，吮吸的方法会发生变化，为了刺激乳汁流出，宝宝开始时会先快速吮吸，随后就会安静地吃奶了。

♥ 妈妈的乳房在哺乳后会比哺乳前柔软，因为乳房中的乳汁变少了。

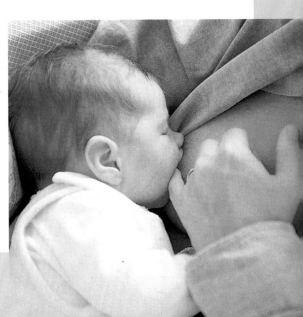

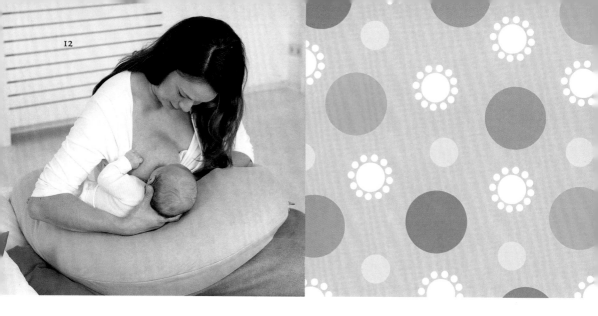

将宝宝舒服地放置在哺乳枕上，并放松你的背部。

9

推荐的哺乳姿势

你可以在躺着、坐着、站着甚至是在走路的时候为宝宝哺乳。重要的是你的宝宝能够好好地含住乳头，并且你在哺乳时感到放松，否则，疲劳感和焦虑可能会阻碍喷乳反射。

最常用的哺乳姿势是摇篮式（妈妈和宝宝腹部接触）、橄榄球式（宝宝的小屁屁和腿夹在妈妈的腋下，如上图），或者让宝宝躺在妈妈的身侧。诊所或者由你的助产士会向你展示不同的哺乳方法。

让妈妈感到舒适

不论采用哪种哺乳姿势，重要的是不要让宝宝为了吃奶而歪扭身体。（你可以自己尝试一下在头部歪斜的状态下喝东西的感觉！）让你的宝宝尽量感觉舒适，并注意让他的耳朵、肩膀以及屁股保持一条直线。妈妈也可以尝试不同姿势，感受哪种姿势自己觉得最舒适。在哺乳期刚开始的时候，我们建议经常更换哺乳姿势。这样可以防止堵奶（请参阅第 29 页）。

10

合适的支撑物：哺乳枕

因为内部填充物很柔软，所以这种条状的哺乳枕可以适用于多种不同的哺乳以及护理姿势。哺乳枕可以让你的宝宝找到舒适的姿势，并让妈妈感到放松，避免由于错误哺乳姿势而造成肩膀、脖子以及背部肌肉紧张和乳头受伤。例如，有机测试研究所会定期对哺乳枕的填充物进行测试。你可以了解到测试的结果。在购买之前，最好能够多试几款哺乳枕，并尽可能地多做试验。请注意，你可以清洗哺乳枕套，如果哺乳枕填充得过满，不好用手进行控制，也可以更换哺乳枕的填充物。有的哺乳枕本身带有枕套，而有的需要你自己额外购买枕套。因此，你还应该做一下价格比较。

打嗝

在打嗝的时候，宝宝会将吞下的空气重新吐出来，这通常可以防止吐奶和消化不良。在喝完奶之后让宝宝伏在你的肩膀上，垫上一块布，将手背弓起，从下至上轻轻拍打宝宝的背部。或者将宝宝放在膝部，从后向前轻轻地拂过囟门。这样温柔的触摸可以通过脑脊液激活对大脑皮层的刺激，并产生反射效果。大多数情况下，宝宝在几分钟之后就会打嗝。如果宝宝没有打嗝，可能说明宝宝吞入了很多空气。有时宝宝好几个小时也没打嗝，最后却突然非常大声地打嗝。如果宝宝在妈妈胸前睡着了，晚上经常会有这样的情况发生，你不用为了让宝宝打嗝而唤醒他，只需轻轻让宝宝仰卧在小床上。如果宝宝想要排气，他自己会发出信号的。

宝宝的保护性反射

你不用担心漾奶会导致宝宝窒息。在宝宝一岁以前，液体反流（回流）是非常正常的，而且出现的次数往往比你想象的还要多。只有在回流量比较大的情况下才应注意，也就是出现乳汁通过宝宝的食道灌入到宝宝嘴里，然后吐出来的情况。但是，宝宝呛奶的可能性不大。在宝宝仰卧时，所有健康的宝宝都会有保护性反射。

是否不应该给哺乳期的宝宝使用奶嘴？

在宝宝刚出生的几天以及几周内，宝宝要通过妈妈的乳房学习如何进行吮吸。

吮吸奶嘴和宝宝吃妈妈的奶是两套不同的技术，如果同时为宝宝提供这两种选择，有些孩子会变得混乱。这就是所谓的乳头混淆。虽然不是所有的宝宝都会出现这种情况，但是一旦出现，宝宝就很难重新习惯妈妈的乳头。因此，建议在宝宝可以熟练地通过妈妈的乳头吮吸母乳之后再给宝宝使用奶嘴，通常在四至六周之后。请尽量选择与妈妈乳头相似的奶嘴，首选由天然橡胶制成的安抚奶嘴。

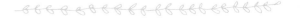

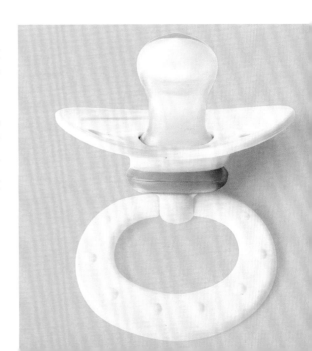

逐渐熟悉母乳喂养

哺乳期的宝宝在第一个月里一直变换吃奶的规律。喂奶的次数以及每次喂奶持续的时间也会发生变化。你只要按照宝宝的需要喂奶就可以了。你和宝宝会逐渐相互磨合。你很快也会知道，宝宝的反应是代表什么意思。

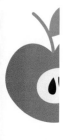

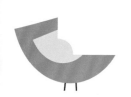

大多数孩子的体重在出生后首先会减轻最多 7%。这非常正常，因为这时宝宝会排出积攒的胎粪和水。

体重逐渐增加

在初期体重下降之后，宝宝吃的母乳越多，他的体重恢复得越快。在二至三周之后，宝宝将会重新达到出生时的体重。在前三个月，婴儿的体重每周会增加 110 至 250 克。然后，直到宝宝六个月，他的体重增加量降低至每周增加 90 至 150 克。之后半年中，体重每周增加 40 至 90 克。

体重增加是以出生后的最低体重，而不是以出生体重为基础进行计算的。母乳喂养的宝宝五至六个月后体重将会增加一倍。

13

根据需要进行哺乳

按照宝宝想要吃奶的次数给宝宝喂奶，并一直喂到宝宝吃饱为止。宝宝吃奶的次数越多，妈妈的乳汁分泌量越大，如果给宝宝喂奶次数较少，或者用其他营养品代替母乳喂养宝宝，那么妈妈的乳汁分泌量将会减少。在宝宝刚出生的几天里，每 24 小时之内应至少给婴儿吃六次奶，最好喂八至十二次。宝宝总是改变他的吃奶规律，这非常正常，例如，在宝宝快速成长阶段，对母乳的需求量就会更大。在宝宝三个月之前，大多数哺乳期的宝宝仍然需要在 24 小时内吃六至八次奶。

哺乳量

哺乳期的宝宝每次吃奶量也不尽相同，他们会自己根据需要进行调节。有时吃得多一些，有时少一些。基本原则是，从宝宝第四个月开始，24 小时内的哺乳量（毫升）为宝宝体重（克）的七分之一。如果你的宝宝体重为 6 000 克，那么他每天应吃大约 850 毫升的奶。因为你不可能非常精确地知道你的宝宝每次吃多少母乳，所以这一点并没有太大帮助。因此，请不要有过多的担心。你只需要关注你的宝宝，并且相信自己的哺乳能力。

14

宝宝吃饱了

很多女性都想要确保自己能够给宝宝提供充足的乳汁。但是，这并不取决于宝宝每餐吃多少奶，而是要看宝宝是否发育良好。可靠的标志有（还可以参阅第 8 问）：

- 你的宝宝面色红润，身体温暖。
- 宝宝的状态总体来说令人满意。
- 囟门（婴幼儿颅骨接合不紧所形成的骨间隙）未凹陷。
- 宝宝每天尿湿六至八块尿布，或者四到六块纸尿裤，尿液无色无味。
- 根据年龄段规律排便，无难闻的气味。
- 你的宝宝每天至少吃六至八次奶，吃奶的时候，宝宝用力吮吸，并且可以听到吞咽的声音。
- 在宝宝吃完奶之后，你的乳房又重新变软。
- 除了不同长度的睡眠时间之外，你的宝宝还有醒着的时间，并感觉很开心。
- 宝宝的体重持续增加。

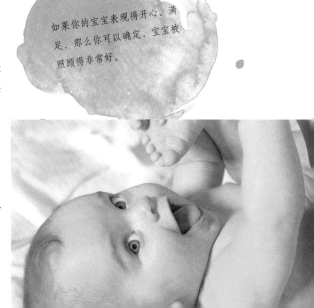

如果你的宝宝表现得开心、满足，那么你可以确定，宝宝被照顾得非常好。

要吃奶，例如，宝宝每半个小时想要吸一两分钟奶。宝宝吃初乳可以解渴，并同时刺激妈妈的母乳分泌。你应根据医生的建议给宝宝喂母乳或者其他形式的水，在宝宝生命中最初的四至六周应为宝宝使用小勺子、杯子、滴管或者辅助哺乳工具，而不要使用奶嘴，以免出现乳头混淆。

15

除了母乳之外，还需要额外给宝宝补充水分吗？

健康、成熟的哺乳期宝宝不需要额外的水分，母乳可以为他们充饥和解渴，除非在特殊情况下（夏天过热，或者在干燥的暖气空气下）。在夏天，宝宝可能经常想

16

别着急

吃奶不仅能为宝宝充饥、解渴，也会满足宝宝对亲密接触以及安全感的需要。如果哺乳正确，而且宝宝能够正确吮吸，那么可以让宝宝一直吃奶，直到他自己松开乳头。在哺乳时请不要看表，而是要关注你的宝宝。有些妈妈乳汁分泌慢，那么喂奶的时间就会长一些。如果你的宝宝纯吃奶的时间经常超过一个小时，那么请咨询你的助产士。助产士将会观察哺乳的过程，并与你一同找出解决方法。

17

宝宝晚上感觉更饿

宝宝好像晚上会持续要吃奶，并要和爸爸妈妈亲近，这对于年幼的宝宝来说是非常正常的行为，即所谓的密集喂食，宝宝在一定时间内吃奶比其他时间多，这一情况一般

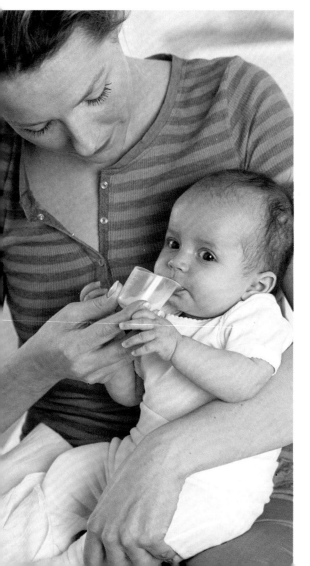

为了避免乳头混淆，最好给哺乳期的宝宝使用杯子。

出现在下午晚些时候。但是，这并不表示妈妈的乳汁过少。宝宝需要在晚上获取充足的热量，并通过多次吃奶为第二天储备乳汁。

我的乳汁过多怎么办？

不要用吸奶器吸奶，因为这样会使乳汁分泌量变得更高。每餐让宝宝只吮吸一侧乳房的乳汁，如果宝宝很快又饿了，就让宝宝还吮吸同一侧的乳房。在哺乳之后给你的乳房降温，在乳房上涂抹一层凝乳，然后垫上防溢乳垫。此外，你每天最多喝四杯鼠尾草茶。反重力的哺乳姿势，例如，跨骑式（宝宝垂直坐在妈妈的大腿上，小肚子贴着妈妈腹部），可以让乳汁流得慢一些。

如果宝宝吐奶

你是否听过俗语说"吐奶的孩子是健康的孩子"？如果你的宝宝发育良好，吐奶也并不感觉难受，那么在大多数情况下，吐奶并无危害。只因宝宝吃的比他的小胃口能够装下的稍微多了一点儿，所以会采取这种自然的方式解决多出的部分。请在宝宝从吮吸一侧乳房换到另一侧的时候，以及在每次哺乳之后，给宝宝拍嗝——将一块布垫在肩上，

然后让宝宝伏在你的肩膀上。在给宝宝哺乳之前而不是在哺乳之后将宝宝包裹起来，因为在吃饱之后来回翻转会让宝宝吐奶。在睡觉时，将宝宝的上半身稍微垫高，在上半部床垫下面垫一个楔形枕，但是请不要使用枕头（请参阅第 201 问）！随着宝宝的消化系统不断成熟，他们会自己减少吐奶的次数。

重要提示

如果你的宝宝在每次吃奶之后都出现喷射状呕吐，并且体重下降，这可能是胃幽门痉挛的信号，幽门处的肌肉变厚，使得只有很少的乳汁能从胃流到肠道中。这种情况下请尽快带宝宝去看儿科医生。

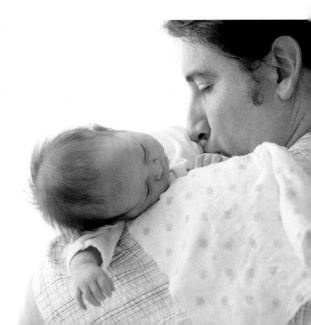

在每次吃完奶之后让宝宝伏在你的肩膀上，以便于让宝宝打嗝。

宝宝排便

在宝宝出生后的前四到六周，母乳喂养的宝宝每天应至少排便两次，大多数孩子排便的次数更多。随着宝宝肠道菌群的成熟，排便情况还会发生变化。对于完全母乳喂养的宝宝来说，如果一到十天完全没有排便也是正常现象，不排便的时间甚至有可能更长。只要宝宝一切都好，发育良好，每天尿湿六到八次尿布，那么你完全不需要担心宝宝不排便的问题。

正常哺乳期宝宝的大便为液体糊状，含有少量明亮的小粒，类似颗粒状的乳酪。宝宝的大便并不难闻，只是有一点点酸，助产士经常会说："宝宝的大便闻起来有香味！"宝宝经常会突然大量排便，大多数在喂奶或者换尿布的时候。宝宝的大便中不应有明显的掺杂物，例如，血或者泡沫。宝宝的大便不应有难闻的气味。此外，宝宝在排便时不应感到疼痛，在宝宝的大便特别干的时候会有疼痛感。如果宝宝感觉到疼痛，通常会哭闹。在这样的情况下请尽快带宝宝去看儿科医生。

促进乳汁分泌的食品

全谷类、干果、啤酒酵母、杏仁和坚果可以帮助增加妈妈的乳汁量。可以经常吃一些坚果，或者准备一些新鲜的麦片。饮料建议喝果汁汽水、花草茶以及黑刺李糖浆（在天然食品商店或健康食品商店可以购买到），混合含少量二氧化碳的矿泉水。泌乳茶也很有帮助，可以在药店选购新鲜的泌乳茶包，这样可以确保药草中含有充足的精油，一般成品泌乳茶不能保证这一点。将一份的茶量放入杯中进行冲泡，以完全释放草药的全部功效。

抑制乳汁分泌的食品

主要介绍一下妨碍乳汁分泌的饮料，请不要喝鼠尾草茶或者薄荷茶，除非你想减少奶量，可以在断奶期或者夜间饮用。

重要提示：在你感觉口渴的时候再喝水，否则也会抑制乳汁分泌。

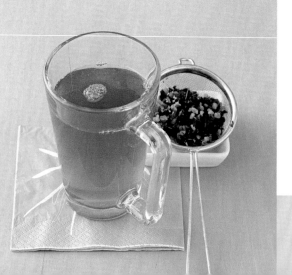

泌乳茶含有大茴香籽、小茴香籽、香菜籽，有时可能还有莳萝籽。

22

给母乳喂养的宝宝用奶瓶？

如果你选择母乳喂养，那么就可以省下购买奶瓶和奶粉的钱了。母乳喂养的宝宝只靠吃母乳来充饥和解渴。即使在母乳喂养开始阶段不是那么顺利，这也很快就会过去的。虽然在你不是很确定的情况下，可能想要给宝宝使用奶瓶，但是请相信自己的哺乳能力和你的宝宝，而且，母乳喂养一直是最自然的喂养方式。你的助产士会帮你解决所有在母乳喂养过程中出现的问题。

23

在哺乳期是否可以喝咖啡？

和酒精一样，咖啡因也会很快溶入血液中，在一个小时之内混入到母乳中。不过，在早上和下午你可以安静地享受你的咖啡，但是，如果你需要喝咖啡，那么最好是在哺乳之后马上喝。因为三到五小时之后，母乳中的咖啡因含量才会明显降低。一天最多可以喝五杯咖啡，否则，宝宝的体内会积攒咖啡因，并导致兴奋、胃痉挛或者腹胀。有些宝宝即使在咖啡因含量较少的情况下也会表现出这样的症状。你的宝宝需要几天的时间才能够消耗掉这些咖啡因。神经过敏的宝宝眼睛睁得特别大，特别活泼、清醒，很长时间都无法入睡，并且可能心神不定和非常焦虑。在红茶、绿茶、冬青茶和冰茶，以及可乐饮料、某些柠檬饮料、糖果和一些非处方药中也有咖啡因。

24

哺乳期禁忌

在母乳喂养期间应该避免摄入尼古丁、酒精以及能够渗入到乳汁的药品。这些都会非常快速地进入到母乳中，并会对宝宝的成长造成损害。

25

母乳喂养期间的运动

在母乳喂养期间你的乳房会变大、变重。因此，在运动时穿上运动胸罩可以避免挤压和摩擦胸部。如果可以，请在开始运动之前进行哺乳，这样你的乳房就不再那么饱满，会感觉更舒适。在运动之后请彻底清洗乳房，否则在下次哺乳时，宝宝可能会因为咸咸的汗味而拒食。宝宝对气味非常敏感，他们经常会因为你的乳房闻起来"不像妈妈"而拒绝吸吮。

游泳提示

如果你热衷于游泳，应防止你的乳头受到氯水和游泳池病菌的危害，请将一小块保鲜膜覆盖在乳头和乳晕上，并在周围涂抹一些润肤霜用来"固定"。然后再穿上泳装，这样就可以让乳头"密封保鲜"了！尽管如此，在游泳后仍应彻底清洗你的乳房。在再次哺乳之前，请先挤出一点点乳汁倒掉。

如果你（仍）不确定是否选择母乳喂养

你只能够自己决定是否进行母乳喂养。不管由于什么理由，如果你在勉强或者不自愿的情况下进行母乳喂养，那么对你的宝宝和你自己都是无益和不健康的。虽然我们强烈推荐自然的母乳喂养，但是在充满爱意的环境下用奶瓶喂养的宝宝也同样会成长得很棒。相反，勉强或者在压力下用母乳喂养的孩子肯定感觉不太舒服。

交流很有价值

如果你仍确定不了是否选择母乳喂养，请和你的助产士就这一问题再次进行讨论。此外，你也可以参加母乳喂养小组，以及在网络上了解更多信息。你可以从国际母乳协会获取相关信息。或者你可以让事情简单一些，先尝试一下进行母乳喂养。如果你觉得确实不合适，可以再随时断奶。

什么时候可以断奶？

由你自己和宝宝来确定断奶的合适时间。如果你和宝宝很享受母乳喂养，那么就没有理由停止。但是，到了一定的阶段，妈妈和宝宝一方会不再想要继续进行母乳喂养。最好是自然地，妈妈和宝宝同时想要断奶。然后，宝宝和妈妈要学习以其他的方式方法去体会彼此之间的亲密关系。

在宝宝六个月之前断奶

从宝宝六个月开始，就可以给宝宝喂辅食了。如果你的宝宝还小，但是你想要断奶，那么应首先选择用奶瓶喂养替代母乳喂养。为了让宝宝逐渐适应，首先选择一餐，按照习惯将宝宝抱在胸前喂奶，但是不让他完全吃饱。然后直接用奶瓶给宝宝喂食与母乳相似、能够满足宝宝需要的1段婴儿奶粉。逐渐增加奶瓶哺乳量，直至完全替代母乳喂养。如此进行至少一周，然后选择下一餐进行替代。

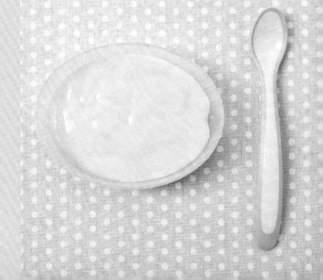

29

早上或者中午开始

最好从早餐或者午餐开始断奶。不要使用吸奶器泵出过多的乳汁，只需要让乳房感觉不太涨即可，这样才不会刺激乳房再次分泌乳汁。

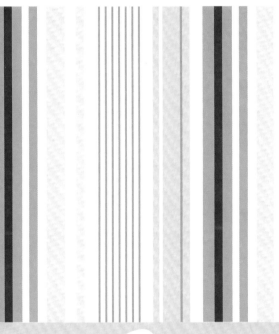

药物治疗

完全断奶大约需要六至八周的时间。如果你想要快速断奶，并且很难使用建议的自然方法，那么可以让你的妇科医生为你开些药物，抑制催乳素形成，从而抑制乳汁分泌。但是采用这种方法通常不会太好受，而且会有些副作用。

30

快速断奶

如果你想要快速断奶，可以采用母乳和辅食结合的方式。在开始阶段，每天在两至三餐中给宝宝喂食辅食来替代母乳。在一周以后每餐都喂食辅食，以此来减少宝宝对乳汁的需求，直至完全不再给宝宝吃母乳了。

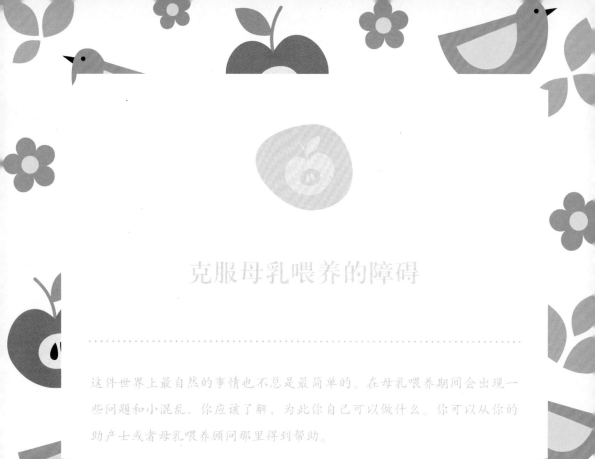

克服母乳喂养的障碍

这件世界上最自然的事情也不总是最简单的。在母乳喂养期间会出现一些问题和小混乱，你应该了解，为此你自己可以做什么。你可以从你的助产士或者母乳喂养顾问那里得到帮助。

原则上，母乳喂养并不痛苦，也完全不会感觉疼痛。但是，如果你感觉不适，下述重要方法几乎可以应对所有问题：在每次进行母乳喂养时请将你的注意力集中到正确哺乳上（请参阅第 7 问）。此外，放松你的乳头，频繁地给你的宝宝哺乳，且每次持续时间不要太长。经常变换哺乳姿势，在每一次哺乳过程中也应经常变换姿势。如果要将宝宝从乳房上移开，请将你的小手指推入宝宝的嘴角，以便于释放真空压力。

开始进行母乳喂养的问题

在开始母乳喂养的阶段，有些女性会在哺乳的前几分钟感觉非常疼，这是因为宝宝在最开始的时候吮吸非常用力，直至喷乳反射开始。"吮吸疼痛"可能在开始的时候会很强烈，一旦激素平衡，疼痛就会停止。

在进行母乳喂养之前轻柔地按摩乳房，并用温热的毛巾或者樱桃核敷袋敷在乳房上，以刺激乳汁流动。在哺乳时请放松，有意识地放松肩膀，做腹式深呼吸。在每次哺乳时变换哺乳姿势，在喂奶时变换使用摇篮式、橄榄球式以及卧式的哺乳姿势。

如果持续感觉疼痛，请与你的产后调养助产士联系。

31

乳头受伤时的辅助方法

除了上述提及的有关正确喂养宝宝的方法，在乳头受伤的时候你还可以采用下列方法：

- 在给宝宝喂奶之后，让乳头上剩余的乳汁和宝宝的唾液自然风干。

- 使用棉或者丝制成的防溢乳垫（将丝制面贴在皮肤上，织物中的丝胶可以促进伤口愈合）。如果防溢乳垫变湿，应立即进行更换。

- 暂时不要使用香皂、浴液、润肤霜或者乳液。

- 顺势疗法可以加速愈合的过程，请咨询你的产后调养助产士。

- 如果乳头受伤，也可以涂抹金盏草精华（在二分之一升的白开水中加入一汤勺精华液）。这样可以为伤口消毒，并刺激伤口愈合。

- 将剪掉手柄的塑料滤茶器（用砂纸将边缘磨平）放到胸罩内。这样伤口附近可以得到良好通风，并加速伤口愈合。

牙胶可以让宝宝有机会锻炼他的小牙齿。

32

如果宝宝在吃奶时咬妈妈的乳头

- 小宝宝可以听懂很多事情。在下一次喂奶的时候用平静的语调认真、坚定地对宝宝说，不可以咬妈妈，因为妈妈会疼。

- 如果你感觉宝宝已经饱了，立即将宝宝从胸前移开。

- 在给宝宝喂完奶之后将手指放到他的嘴边，快速释放宝宝嘴里的真空压力，结束宝宝的吮吸，手指在宝宝的下颌处来回移动，让宝宝无法咬下去。

- 如果宝宝突然咬了妈妈，应将宝宝按向自己，而不是推远他，这样才不会增强宝宝下颌的压力。大多数宝宝会立即松开嘴。

- 如果给宝宝牙胶、鸢尾根（在药店购买）或者硬面包皮，让他们咬，可以降低宝宝咬妈妈的风险。宝宝可以用这些东西来锻炼他的小牙齿。

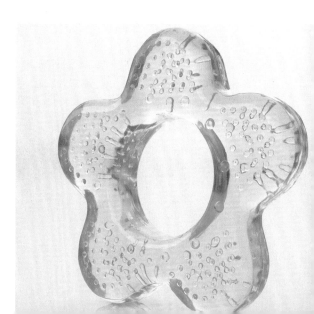

33

乳头保护罩的优缺点

通常，在妈妈乳头受伤，或者宝宝有吮吸困难的情况下建议使用乳头保护罩。但是对于是否使用乳头保护罩，专家们持有不同意见。乳头保护罩可能会使乳头受伤的状况变得更糟，甚至会导致乳头疼痛。在使用乳头保护罩时，宝宝无法像需要的那样含住乳房组织。这样，宝宝就会较早地在乳头周围进行咀嚼，而不是吮吸，这通常会造成乳头受伤，并使得伤口恶化。此外，乳晕周围缺少对催乳素的刺激，如果持续使用乳头保护罩可能会减少乳汁分泌量，或者妨碍出奶。

戒掉乳头保护罩需要耐心

为了让宝宝戒掉乳头保护罩，你需要有些耐心，可能需要多尝试几次。宝宝使用乳头保护罩吃奶的时间越长，他就越熟悉这种吮吸方式。请选择在宝宝不是特别不耐烦的时间，尝试第一次不使用乳头保护罩来给宝宝喂奶。首先将乳头保护罩放在乳房上，并让宝宝进行吮吸。在开始喂奶大约三分钟过后拿掉保护罩，这时乳头闻起来很香甜，然后可以尝试不使用辅助工具进行哺乳。可能你需要尝试几次，直至宝宝知道他应该在妈妈乳头上吸奶。如果宝宝非常抗拒，也请你不要放弃。你可以过几天或者几周之后再次进行尝试。因为，宝宝的发育状态也在发生变化，可能他这时已经做好了放弃熟悉的辅助工具的准备。

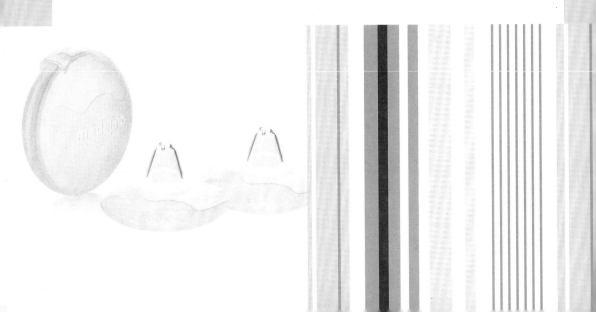

堵奶

乳腺组织堵塞称为堵奶。乳房的某一区域或者整个乳房对触摸比较敏感，非常胀，很热，一般还会变红。通常乳房会明显硬化，并有些肿胀。

出现这种现象的原因通常是，宝宝在晚上睡得比平时久，或者由于伤风而没有吃足够多的奶，使得妈妈的乳房没有充分清空；胸罩带、婴儿背巾或者背袋过紧；穿堂风、湿冷的浴袍，以及所有让妈妈感觉冷的情形也都可能会导致堵奶。

有时候堵奶也代表乳汁分泌过剩。如果你内心总是很紧张，可能你的乳房也会很紧张。输乳管收缩，乳汁不能流动并堵塞在乳腺组织中。疲劳、全身酸痛、感冒、头痛、发冷，或者发烧等症状都可能表明即将开始堵奶的情况。

34

让乳汁重新开始流动

让堵塞的乳汁重新流动是非常重要的。这时主要需要宝宝在你身边，并注意休息。你应尽可能每两个小时给宝宝喂一次奶，在特殊情况下要唤醒宝宝给他喂奶。从堵塞的一侧乳房开始，并注意让宝宝好好吃奶，正确吮吸，让宝宝的下颚朝向堵塞的位置。如果宝宝不愿意频繁地吃奶，那么你就在其间使用吸奶器泵奶，或者抹掉乳汁（请参阅第40问）。在开始哺乳一刻钟前用一个樱桃核敷袋、温湿的布给乳房敷热，或者照五分钟的红外线。在肩膀之间放一个热水袋、用热水洗脚，或者用精油轻柔地按摩（避免抹到乳头上），都可以促进乳汁流动。在哺乳之后将凝乳涂抹到乳房上，或者用山金车花精华轻轻拍打乳房都会起到良好的作用。"降温"也很有作用，你可以将一袋冷冻豌豆装在布袋中，放在胸罩里。两天之后，堵塞的症状将会得到明显改善。但是，轻微的疼痛可能还会持续几天。

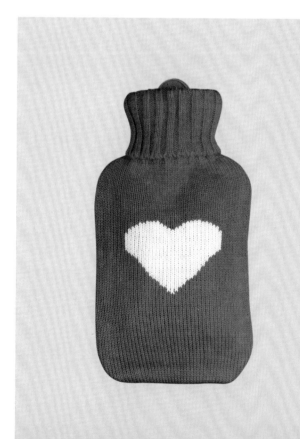

在双肩之间放一个热水袋可以
刺激乳汁流动。

乳腺炎

和堵奶相似，你会感冒、发热，并且感觉紧张，可能出现高热，感觉有硬块和结节的地方有压痛感，此处的皮肤会发红。通常，如果堵奶未处理好会发展为乳腺炎，但是也可能有突发乳腺炎的情况。在严重的细菌感染情况下，你需要绝对卧床休息和休养，甚至在所有症状消失以后也要多休息。这时，除了你的助产士以及专业的哺乳顾问之外，你最需要的是放松。

35

在出现乳腺炎的情况下你能够做什么？

你可以采用所有针对堵奶的方法（请参阅第 29 页），这些方法对乳腺炎也非常有效。为了避免病菌扩散，在哺乳前请使用热敷法，但是时间不能超过五分钟。至少在哺乳期间，你应按时喝水，并吃一些清淡的食物，例如，蔬菜汤，或者干面包配茶。一定要卧床休息！如果在 24 小时之后症状还是没有得到缓解，甚至更严重了，那么请看妇科医生。医生会给你开一些适用于哺乳期的抗生素。如果在服药两天后仍未有好转，则需要确认乳汁中是否有细菌，并要进行有针对性的进一步治疗。此外，已证明顺势疗法和草药治疗，以及针灸都对治疗有效。无论如何请由专家进行处理，因为如果乳腺炎处理不当可能会引发严重的并发症。

36

宝宝会怎样？

乳腺炎不会伤害到你的宝宝，细菌对小宝宝没有损害，甚至细菌可能就源自宝宝的嘴巴，虽然这种细菌转移本身并不能够造成乳腺炎。在妈妈得乳腺炎的期间不要停止给宝宝哺乳，现在更需要立即清空妈妈的乳房。专家认为，应每隔两小时让宝宝吸一次奶。但是，有些小美食家这时可能会拒绝吃妈妈的奶，由于钠含量增高，乳汁尝起来可能有些咸。那么请你用手或者吸奶器将奶泵出。

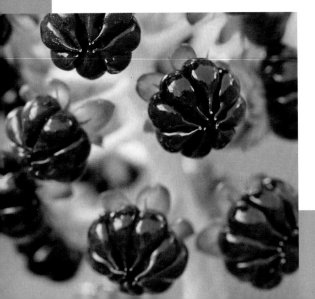

已证明，商陆是有效治疗乳腺炎的顺势疗法药物。

妈妈乳头内陷还能为宝宝进行母乳喂养吗？

乳头内陷并不一定会妨碍母乳喂养，因为你的宝宝并不只吮吸妈妈的乳头，而是会含住乳头周围的大部分组织。如果你确实有乳头内陷的症状，首先，请不要给宝宝使用乳头保护罩、奶瓶奶嘴或者安抚奶嘴。你的宝宝会逐渐了解你的乳房形状。请在第一次哺乳时给宝宝更多的时间，让他熟悉你的乳房，天生的反射运动会帮助你的宝宝顺利喝到乳汁。

乳头内陷——挤捏检查

乳头扁平或者内陷的原因通常是输乳管短。这可能是先天的，或者在手术或者乳头穿孔之后，由于伤口愈合导致的。通过下述检查可以检测内缩的乳头是否真的是所谓的乳头内陷或者乳头扁平。在距离乳头根部大约 2.5 厘米处向内挤压乳晕。如果你的乳头露出，则不是真的乳头内陷。

只有在检查中乳头缩回，或者（向内）形成凹形，才推断是乳头内陷。这时你才可以使用"乳头矫正器"进行矫正。乳头矫正

器是一种由透明塑料制成的简单的、指套形保护套，带有一个阀门和一个注射器，由此可以在保护套内生成压力。通过轻柔的吸力作用在保护套中吸拉乳头，经过几周持续使用之后逐渐拉伸输乳管。由此慢慢向外"拉伸"乳头。缺点：只在怀孕期间起作用；一旦开始分泌乳汁，乳头矫正器便不起作用了。

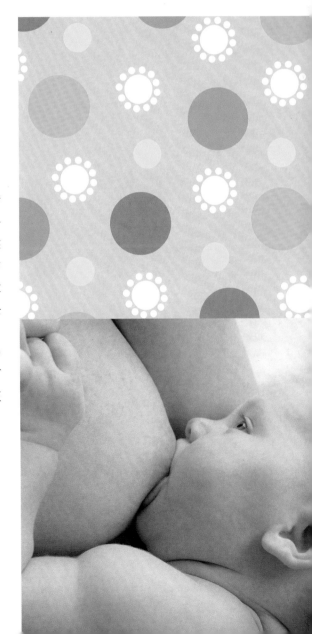

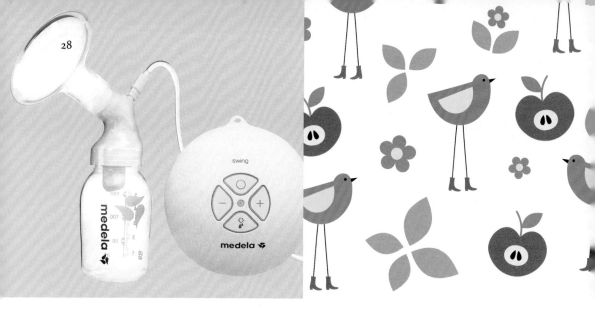

如果你只是偶尔泵奶，那么使用手动吸奶器就可以了。

39

乳头成形器——值得一试

有些乳头内陷的女性在准备进行母乳喂养时有针对性地使用乳头成形器，效果不错。这种半球形的塑料杯带有小孔和柔软的硅胶垫（在药店购买），通过持续轻柔按压乳晕组织向外挤压乳头。如果你不喜欢提前忍受疼痛，那么你可以从怀孕第七个月开始将乳头成形器放在胸罩内，并在哺乳期每次喂奶之间都使用它。

40

建议使用哪种吸奶器？

原则上可以分为电动以及手动吸奶器。如果只是偶尔吸奶，那么大多数情况下使用一个好的手动吸奶器就行了，乳汁可以直接流入奶瓶中。活塞手动吸奶器的吸力可调节。此外，实用的单手吸奶器，用一只手就可以进行操作。无论使用哪种吸奶器，罩桶都应足够大，以防摩擦乳头。最好不要使用带有橡胶球的玻璃手动吸奶器，这种吸奶器的效果通常不太好，并且经常会使乳头受伤。

如果长期、定期使用吸奶器，则建议只用电动吸奶器，这种吸奶器可以模仿宝宝吃奶的动作。快速、短暂的吮吸运动首先会激活乳喷反射，几分钟之后节奏会变慢。高品质吸奶器的吸力以及节奏可以调节。

还有双泵吸奶器可以用于两侧乳房同时泵奶。这种吸奶器可以缩短泵奶的时间，并能够更好地刺激乳汁分泌，如果你需要长期泵奶，或者要与你的宝宝分开，那么建议使用这种吸奶器。

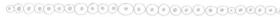

处方吸奶器

你可以支付一定的费用在药店、疗养院或者助产士诊所租借一个吸奶器。如果有医疗需要，你的妇科医生或者助产士会给你开具处方，免除费用。例如，在堵奶（请参阅第 25 页）、乳腺炎（请参阅第 26 页）的情况下，或者你需要长时间与宝宝分离的情况下。你通常可以租借到一个电动吸奶器，你需要按照协议好的时间归还吸奶器。

41

冷冻以及解冻母乳

请使用专门的储奶袋，可以在药店、医疗用品商店，卫生用品市场或你的助产士那里购买。（没有冰袋！）这种自封口塑料口袋上有一层特殊的涂层，这样，母乳中重要的

脂肪就不会粘在袋子上了。

- 你也可以将母乳直接装到玻璃或者硬塑料（聚碳酸酯或聚丙烯）制成的婴儿奶瓶中进行冷冻。请注意，在冷冻时，乳汁会膨胀，因此，请不要将奶瓶装得过满。

- 禁止使用微波炉或者在热水中解冻乳汁！如需解冻，请将冻住的乳汁在冰箱冷藏室放一晚。如果需要快速解冻，请用流动的温水进行解冻，或者将奶瓶放在装有37℃温水的容器中进行解冻。

- 如果你轻轻摇动容器，沉淀的脂肪会重新融入乳汁中。

- 经过解冻的母乳，如果未打开，可以在冰箱冷藏室放置24小时，如果打开了，则只能放12小时，禁止将解冻后的母乳重新进行冷冻！请务必将剩余的母乳倒掉！

请尽量在冰箱冷藏室内解冻母乳。未打开的母乳最多可以在冰箱冷藏室放置24小时。

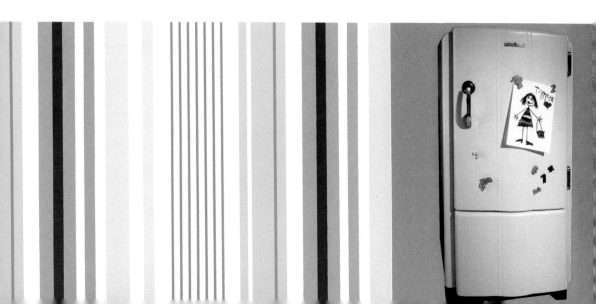

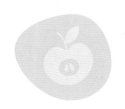

在特殊情况下进行母乳喂养

你或者你的宝宝可能会出现健康并发症。即使在严重的情况下，你也可以给宝宝喂奶，或者泵奶。尤其是在宝宝需要治疗的情况下，每一口母乳对宝宝来说都是宝贵的。

治牙期间需要断奶吗？

如果你需要看牙医，并要进行局部麻醉，仍可以继续给宝宝喂奶。因为，在哺乳期内正常剂量的局部麻醉是安全的。如果你使用了银汞合金填充物补牙，那么最好在哺乳期结束后再将填充物取出。否则在母乳中将会混入过多的汞。

母乳喂养和服药

几乎所有治疗都在寻求允许妈妈继续给宝宝喂奶的方法。通常在妈妈接受药物治疗期间建议暂停给宝宝喂奶，或者断奶。在大多数情况下，人们是依据每种药物的附带说明来进行判断的，虽然有很多经过研究的药物是适用于哺乳期的，但是，想要获得相关的信息却不是一件容易的事情，即使是你的主治医师往往也不能够充分或者准确地了解这些药物。

44

剖腹产手术后进行母乳喂养

进行剖腹产手术之后也可以进行母乳喂养！如果你的宝宝在手术后还非常困倦，那么你可以稍后再开始给他喂奶。一旦宝宝的嘴巴开始动了，那么你就可以开始给他喂奶了。你先坐起来，好让宝宝没有压力，妈妈和宝宝在接下来的几天有很多时间可以一起学习如何进行母乳喂养。如果可以，你在经过剖腹产手术之后也应让宝宝随时在你的旁边，并且在接下来的几天经常给宝宝哺乳。通过经常给宝宝哺乳可以避免让宝宝吃奶粉。

找一个舒适的姿势

剖腹产手术之后躺着的姿势会比较舒适，让宝宝的腿对着你的头。这样，宝宝就不会踢到你敏感的手术刀口位置了！近距离的身体以及皮肤接触可以帮助你和你的宝宝淡忘剖腹产手术的影响，并让你们能够感受到彼此。在哺乳时请让身边的人帮助你，直到你感觉很安全为止。请尝试不同姿势，判断哪种哺乳姿势最不会让你感觉到疼痛，最舒适。

如果有需要请泵奶

如果你不能够在宝宝身边，例如，因为早产，或者宝宝要在特殊的儿童医院接受照顾，那么你应尽快来到宝宝身旁。你应尽早使用吸奶器吸出母乳，以便于让乳汁分泌保持通畅。在出院之后，你仍需要大量的休息，并尽量多和宝宝在一起。在经过大手术之后你需要休养，请不要做家务。

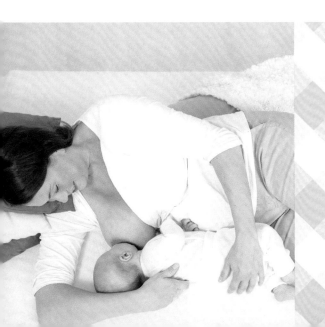

给早产宝宝喂奶

对于早产的宝宝来说，每一口母乳都是如此珍贵。母乳的成分正好符合早产宝宝的需要，母乳中含有更多的抗体、脂肪酸和蛋白质，可以预防感染，并且为宝宝整体组织的成熟提供独特的支持。此外，母乳对于宝宝尚未成熟的胃肠道系统来说最易消化和吸收。因此，即使需要用胃管给宝宝喂奶，也要给早产的宝宝吃母乳。

乳汁分泌通畅

如果你的宝宝还很虚弱，自己还不能够吃奶，那么在宝宝出生后你也可以不通过直接给宝宝哺乳来刺激乳汁分泌。开始的时候，你不能够亲自给宝宝哺乳，而是需要使用电动吸奶器。在开始阶段，这在身体上和精神上都不是一样容易的事情。但是，尽管如此，也请不要沮丧，请你相信自己的哺乳能力以及宝宝的生命力。你的助产士或者哺乳顾问会全力帮助你。对于所有早产的宝宝来说，自己吃奶，以及只吃母乳是很不容易的，需要更多的耐心。但是这些努力无论对于宝宝、妈妈还是整个家庭都是非常有价值的！

母乳喂养双胞胎

对家长来说，与双胞胎或者多胞胎的日常生活安排相比，乳汁量并不是最重要的问题。无论你选择如何喂养他们，养育多胞胎在第一年压力都是非常大的。和对其他宝宝一样，开始哺乳是非常重要的，应尽早、频繁并且只用母乳进行喂养。在开始的时候，你的宝宝们经常想要吃奶，因为只有乳房可以为他们提供乳汁。通常每天给双胞胎宝宝喂八到十次奶。在前几周，你在日常生活中需要你的丈夫、亲戚以及朋友的帮助和支持。

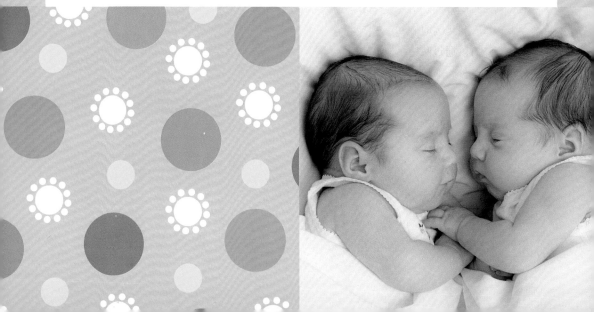

这样可以照顾好两个宝宝

由于频繁给宝宝们哺乳，你可能在刚开始哺乳的时候不会发觉其中一个宝宝吃得比较少，所以请定期给宝宝们称重。如果你在宝宝们出生之后与他们分开，那么你应该尽快开始使用吸奶器，以便于刺激乳汁分泌。有时，已经可以给其中一个宝宝哺乳了，而另一个宝宝还仍然需要吃泵出的母乳。那么你可以在给宝宝喂奶之后泵奶，或者当一个宝宝在一侧乳房吃奶时，你给另一侧乳房泵奶。你的乳汁成分最符合两个宝宝的需要，并且含有丰富的热量。如果需要给宝宝喂食奶粉，每次请先给两个宝宝都吃些母乳，然后再给他们吃些奶粉，避免一个宝宝吃饱了，而另一个还根本没有喂。

同时给两个宝宝哺乳

如果你同时给两个宝宝哺乳，那么你可以给每个宝宝单独，或者两个宝宝同时用不同的姿势喂奶。也可以采用混合方式。只要两个宝宝发育良好，你就可以完全根据你的感觉给他们喂奶。请尝试不同的哺乳姿势，尽快找到合适的方式。如果一个宝宝吃奶比较少，那么你最好同时给两个宝宝哺乳。较强壮的宝宝可以通过吮吸为较弱的宝宝激活乳喷反射。此外，通过同时哺乳可以分泌更多的催乳激素，刺激乳汁分泌。

给唇腭裂宝宝哺乳

即使患有唇腭裂的宝宝也可以进行母乳喂养，因为妈妈柔软的乳房组织可以使腭裂更容易闭合。在开始阶段请接受帮助，直至你和宝宝已经熟悉了这种情况。对于纯腭裂或唇裂的宝宝应尽早使用口鼻隔离腭护板。这样可以让宝宝的腭裂闭合，形成真空压力，使宝宝可以进行吮吸。腭护板不仅可以使上腭闭合，还可以使由于腭裂而后移的舌头向前移动。宝宝就可以用舌头和上腭挤压乳头，吃到乳汁。但是，请你务必要尝试一下在不使用腭护板的情况下给宝宝哺乳。为了能够产生充足的乳汁，你需要定期泵奶。如果直接从妈妈乳房吃到的奶不够宝宝成长发育所需，你再给宝宝喂食泵出的奶。

48

母乳喂养患有21–三体综合征的宝宝

对于患有21–三体综合征，以及因此而导致肌肉张力弱的宝宝来说，母乳喂养是非常重要的，这可以发展面部肌肉的张力以及口腔和舌头的协调性。对整个身体的基本肌肉张力产生影响，可以说是进行了全身理疗运动。母乳喂养可以刺激宝宝的感觉器官，并可以增进与宝宝的皮肤接触，这一点非常有价值。由此可以让宝宝的能力得到更好的发展。此外，母乳喂养还可以让妈妈更容易接受宝宝的状况。在目前，有时还是要很遗憾地告诉患有21–三体综合征宝宝的妈妈，她不能够给宝宝进行母乳喂养。但是请不要伤心，专业人士会提供帮助和建议。

给宝宝用奶瓶

现在，婴儿奶粉中也含有促进宝宝健康成长所需的所有重要营养物质。如果你不想或者不能够（继续）进行母乳喂养，也可以用婴儿奶粉来替代母乳。

如果你想用奶瓶让你的宝宝吃母乳替代产品，那么有多种产品可供你选择，这里为妈妈们做一个简单的概括：

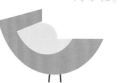

初段婴儿奶粉

与母乳最相近的是初段婴儿奶粉。包含独特的碳水化合物乳糖，易于消化吸收。其缺点在于，吃这种奶粉的宝宝和吃母乳的宝宝一样消化间隔短，因此很容易饿。优点：通过短链碳水化合物，如乳糖，宝宝不会吃得过饱。所以，和母乳喂养的宝宝一样，可以按照宝宝的需要给他喂食奶粉。

类型1或者带有字母B的婴儿配方奶粉

与初段婴儿奶粉不同，婴儿配方奶粉中除了乳糖之外还含有淀粉。这种奶粉更浓稠，与初段婴儿奶粉相比，能让宝宝的饱足感持续更久。其缺点是对消化器官形成的负担也更大些。如果你给宝宝喂食1段奶粉，请准确掌握给宝宝喂食的奶粉量，以确保宝宝不会过胖。

衔接奶粉

原则上不需要也不推荐在开始给宝宝喂食辅食，在这之前给宝宝喂食衔接奶粉作为过渡。在Ⅱ和Ⅲ型奶粉中增加了无麸质的淀粉和碳水化合物，给宝宝带来饱足感。较长的碳水化合物链在胃中停留的时间更长，比初段婴儿奶粉给宝宝的消化器官造成的负担明显要大。

LCP

在一些奶粉的包装上你可以看到这个缩写，它的意思是长链多不饱和脂肪酸，这是人体必需的多不饱和脂肪酸。在母乳中也含有LCP，为宝宝大脑和神经的健康发育提供支持。近年来已经可以人工制造这种珍贵的脂肪酸，并添加到婴儿奶粉中。

婴儿奶粉中添加益生菌

在刚出生时，宝宝的肠道还是"无菌的"。在各种细菌菌株慢慢在宝宝的肠道中安家落户之后，宝宝才逐渐建立起自然的肠道菌群和免疫系统。如果你选择母乳喂养，那么你的宝宝可以通过乳酸菌或者双歧杆菌获取自然的益生菌，这些微生物寄生在人体的肠道中，可以增强宝宝尚未成熟的免疫力。在初段以及后续奶粉中，根据自然模式添加益生菌。特别推荐给不进行母乳喂养的宝宝喂食添加益生菌的婴儿奶粉，尤其是有过敏风险的宝宝，也就是说你或者你的丈夫为过敏体质。

防过敏奶粉（HA）

如果你或你的家人为过敏体质，那么给宝宝喂食至少四个月的母乳是预防宝宝过敏最好的方法。如果你不能或者不愿意给宝宝进行母乳喂养，那么请务必给宝宝喂食特殊的防过敏奶粉（HA）。这类奶粉可以使用特殊的方法去除奶粉中蛋白的致敏性。蛋白分解得越充分，人体越不会排斥蛋白质基块，从而可以明显降低宝宝一岁以前的过敏风险。防过敏奶粉也分为初段奶粉和后续奶粉。

使用奶瓶的优点：爸爸也可以给宝宝喂奶。

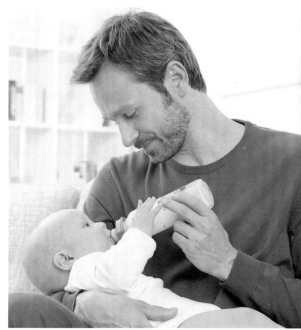

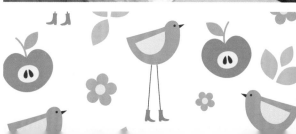

吐奶

如果你的宝宝在吃奶之后经常吐奶，那么请尝试使用孔小一点儿的奶嘴。真正的呕吐物会发酸，有发酵的气味。吐奶可能是因为你的宝宝不能吸收所吃的奶所导致的。

从母乳转换为初段奶粉

在转换的前几天请先注意观察宝宝的体重，每天给宝宝称一下体重。可以在药店租借一个合适的秤。宝宝的体重每周应增加130到200克。此外，请密切关注宝宝的消化情况，有可能会暂时出现便秘。但是，如果你的宝宝拉肚子或者吐了，那么可能是因为消化不良，应立即去看儿科医生。请咨询你的助产士，她会在你为宝宝更换奶粉的时候为你提供咨询。

51

如果由保姆来照顾宝宝，应该给宝宝喂食什么？

如果你的宝宝不是遗传性过敏体质，并且已经至少五个月大了，你可以开始给他喂食辅食了。你也可以将母乳泵出，再让保姆给宝宝喂食。此外，根据宝宝的年龄你还可以选择最易于消化的初段奶粉，也可以尝试给宝宝喂食2段奶粉。如果你因为工作等原因想要长期给宝宝同时喂食母乳和婴儿奶粉，那么请有步骤地提前开始做准备。这样就可以提前预演你重新开始工作第一天的情况，使得一切可以顺利过渡。

如果宝宝便秘或者腹泻请看医生！

吃奶粉的宝宝应每天都排便。宝宝的大便最好应成形，但是不能硬。大便不应该是糊状液体。

如果你的宝宝经常便秘，可能是因为消化不良。你应首先尝试给宝宝喂食其他生产厂商的奶粉。如果没有作用，请咨询儿科医生。

如果宝宝严重腹泻也需要及时诊治，因为这样会快速流失很多水分和盐分，甚至威胁生命。导致这种情况的原因可能是消化不良，主要是由于胃肠道感染。除了频繁排便，而且大便为稀薄的液体外，宝宝通常还会发烧。如果你的宝宝拒绝吃奶、嘴唇和口腔发干、眼窝深陷、囟门凹陷，那么请你务必立即带宝宝去看儿科医生。

嘴。用奶瓶给宝宝喂奶之后，根据需要也可以让宝宝保持直立姿势打个嗝（请参阅第 11 问）。

53

便秘时可以给宝宝喂食乳糖吗?

不建议在宝宝的奶瓶中添加乳糖。以前都是给非母乳喂养的婴儿喂食牛乳制品。因为牛乳中的乳糖含量比母乳少，所以需要再额外添加乳糖。而现在的奶粉中所含的乳糖符合母乳的乳糖含量。如果你在奶粉中再额外添加乳糖，那么宝宝就会感觉腹胀，并且大便会稀，甚至有可能会引发腹泻，所以请不要再额外添加乳糖。

54

避免腹胀

用奶瓶吃奶的宝宝在吃奶时会吸入大量的空气。因此，在给宝宝使用奶瓶时应注意奶瓶中不要有太多的气泡。如果你的宝宝很敏感，并且经常会腹痛、腹胀，那么你最好在一个奶锅中加入热水搅拌奶粉，而不只是简单地摇晃奶瓶。否则会产生很多的气泡，让宝宝的小肚子感觉不适。如果产生泡沫，可以将奶瓶在热奶器中放置一会儿，直至泡沫消失。如果发现宝宝喝得太快，可以给宝宝使用孔比较小的奶

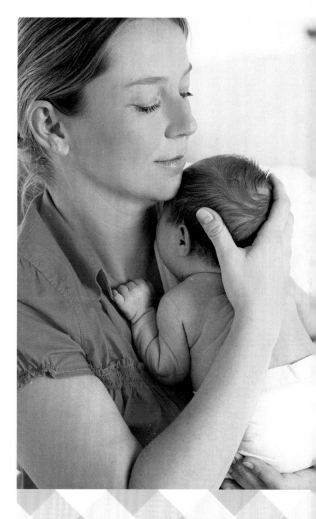

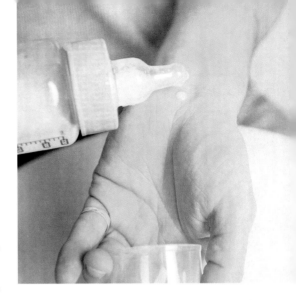

小心地在手腕上测试冲泡奶粉的温度。

 55

可以使用自来水备制宝宝的食物吗？

饮用水条例确保从自来水厂到用户家中的水拥有良好的水质。几乎没有哪种食品会像饮用水这样如此定期和频繁地接受检控，检控工作由卫生局进行。因此，可以排除病原体对人体健康的威胁。由立法者确定各种物质，例如，铅、铜，以及硝酸盐的边界值。你可以向自来水厂询问你所使用的自来水成分。请注意你所使用的饮用水中的硝酸盐含量。目前，每升自来水中硝酸盐的极限值为50毫克。问题是家中所使用的老旧、含铅的自来水管，以及新的铜水管。由于水管腐蚀会分离出这两种物质，随着饮用水一同流出，并且会对健康造成危害。为了确保安全，你可以采集家中自来水样本交由实验室进行试验。也可以在自来水供应商处获得相关地址信息。给宝宝喝的水请务必先烧开。

56

备制婴儿食品注意事项

如果你使用矿泉水或者瓶装水备制宝宝的食物，请注意水瓶上的标签说明。每升水中的钠含量应低于20毫克，并含有少量的硝酸盐（每升中低于10毫克）。即使是矿泉水和瓶装水也需要烧开，一旦打开应尽快喝完。

57

正确冲泡奶粉

请注意奶粉包装上的剂量说明，并且只使用包装中所附带的量勺。请只使用新烧开的水，并在冲泡奶粉前将水冷却到规定的温度（大多为37℃至50℃）。在给宝宝喂奶之前先试一下温度，冲泡奶粉的温度应大约等同于人体体温，奶粉中不能有结块。在夜间喂奶时也不要忘记奶瓶的温度，在宝宝吃完夜奶之后，也要让宝宝打个嗝。

 58

我可以将剩余的奶保存起来下次再喂吗？

不，坚决不要。在冲泡好的奶粉中会快速滋生细菌。如果你的宝宝没有将奶瓶中的奶喝完，请马上将剩余的奶用掉。

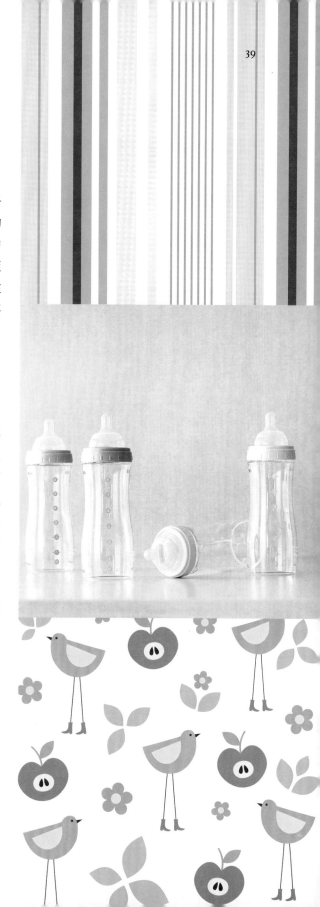

外出用的奶瓶

最好在出门前将外出需要用的奶瓶准备好，将烧开的水装在一个专门为宝宝准备的小暖水瓶中。在装过茶叶或者咖啡的水壶中通常会留下气味，这样的话，宝宝可能会拒绝吃奶。你可以提前将量好剂量的奶粉装在奶瓶中，如果宝宝在外出时饿了，你只需要加入热水即可。

玻璃奶瓶和塑料奶瓶哪种更好？

玻璃奶瓶更好清洁，并且防划。塑料奶瓶更结实，在宝宝开始自己拿奶瓶吃奶之后，安全性更高。但在塑料奶瓶的划痕中可能会有细菌滋生。务必定期分拣出有划痕以及有孔的塑料奶瓶，请不要使用"继承下来的"旧奶瓶。大多数塑料奶瓶中还含有用于进行固化的双酚A（BPA），双酚A的作用类似于雌性激素，它可能会对宝宝产生危害，因为激素会蓄积在体内。因此目前已禁止销售含有双酚A的奶瓶。可以选用由聚丙烯、聚醚砜或树脂材料制成的，不含有双酚A的奶瓶。

用洗碗机清洗奶瓶

用完奶瓶后请立即用热水清除奶粉残渣，然后将奶瓶放在洗碗机上面一层的筐中。最好使用有机洗碗清洁剂，以避免有害的清洁剂留下痕迹。请选择60℃清洗程序。在使用洗碗机进行清洗之后，无须再额外煮一次奶瓶。洗碗机烘干过程中的热气已经对奶瓶进行了消毒。但是，用洗碗机清洗一段时间之后，塑料奶瓶会变得很脆，这时就不要再使用这样的奶瓶装奶了。

奶嘴，选硅胶还是乳胶？

硅胶的优点在于没有异味。橡胶或乳胶本身会有味道，所以，有的宝宝会拒绝由这样的材料制成的奶嘴。此外，乳胶奶嘴用一段时间之后会变得黏糊糊的，这个时候应更换新的奶嘴。但是，如果宝宝已经开始长牙了，则建议使用乳胶奶嘴，因为乳胶比硅胶更有弹性。宝宝的小牙齿会咬碎硅胶，可能会导致吸入或者吞下咬碎的碎片。无论是硅胶还是乳胶，请在每次进行清洁的时候检查奶嘴上是否有裂痕，如果发现裂痕，请马上进行更换。如果奶嘴完好无损，那么你可以每六周更换一次。

正确清洗奶嘴

你最好使用盐来清除奶嘴上残留的唾液：首先，先把奶嘴用盐"好好腌一下"，然后用手指用力揉搓、清洗，清除蛋白残留物，再将奶嘴放入冒泡的沸水中至少煮五分钟（最好准备一个计时器）！

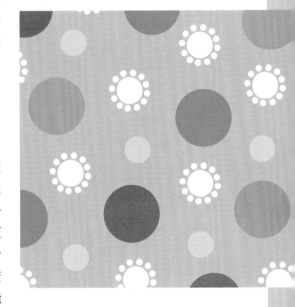

必须给奶嘴消毒吗？

在最开始的时候，你确实要每次都将奶嘴煮一下。从宝宝可以爬之后，只需要用盐浸泡一下奶嘴，然后用热水清洗就可以了，因为，宝宝会爬之后会将所有的东西都往嘴里塞。在居住条件以及宝宝的身体都健康的情况下不需要再进行消毒。

65

配方奶粉：识别过敏反应

宝宝对配方奶粉的过敏反应可能表现在吃奶时或者吃奶之后短时间内，出现腹泻、呕吐或者发育障碍，以及出现呼吸困难、嘴周围的面部皮肤发青等情况。也可能出现皮疹，有时很难同无害的新生儿痤疮进行区分。如果你发现宝宝出现这些症状，请立即听取儿科医生的建议。医生也会告诉你，接下来最好怎样给宝宝喂奶。

66

HA 防过敏配方奶粉有预防过敏的作用吗？

家长们经常会提出一个问题：是否不应该从最开始的时候就给宝宝喂食防过敏奶粉？如果宝宝并不是过敏体质，那么并不建议给宝宝喂食防过敏奶粉进行预防。而 HA 防过敏配方奶粉对非过敏体质的宝宝来说也没有优势。健康的婴儿应逐渐适应各种不同的食品和味道，可以减少过敏症的风险。

防过敏配方奶粉是专门为不能进行母乳喂养的过敏体质婴儿设计的。虽然 HA 防过敏配方奶粉也是以牛乳为基础进行生产，但是，在生产过程中，它比一般的母乳替代奶粉，对蛋白成分进行了更充分的分解。但是，如果宝宝确定是对牛奶蛋白过敏，那么即使是防过敏奶粉也不要给宝宝喂食。

67

如果宝宝对 HA 防过敏配方奶粉也不吸收怎么办？

如果宝宝对所有类型的配方奶粉都有反应，那么必须请儿科医生进行处理。虽然有给这样的宝宝喂食的特殊治疗奶粉，但是要形成营养结构也需要家长付出很多努力。

宝宝出生后第一年的禁忌：牛乳

牛乳是最经常引发过敏的食物。因此，特别是对过敏体质的婴儿，在出生后第一年中应进行母乳喂养，或者喂食所谓的防过敏（HA）配方奶粉。牛乳过敏反应为出现发育不良、水状腹泻或呕吐，以及哮喘和急性皮疹症状。在确诊之后，必须给宝宝喂食完全无牛乳的特殊食物。人们对于过早给宝宝喂食牛乳和出现糖尿病之间是否存在联系这一问题一直进行讨论。但是，直到现在也没有得出结论。此外，牛乳是根据小牛犊的需求形成的，对于宝宝来说，牛乳所含的重要营养物质过少，例如人体母乳中以自然形式富含的、配方奶粉中特别添加的碘、铁、铜。对于豆奶、羊奶或者马奶是否可以作为有益的替代品这一问题，科学家们已经经过了很长时间的争论。但是，经证明，宝宝对羊奶、马奶以及豆奶也会有同牛奶一样的过敏反应。可能只是因为只有很少人会从这些食物中摄取蛋白质，所以才会很少出现对羊奶、马奶以及豆奶过敏的案例。

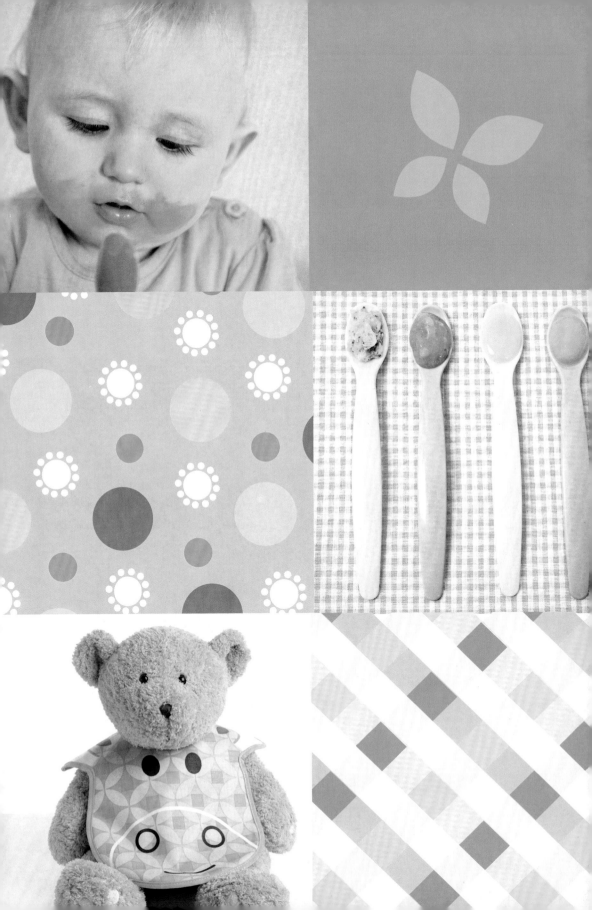

哇，现在可以开始吃辅食了！

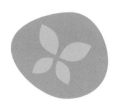

拿起勺子，准备好了，开动！

大约从宝宝六个月开始可以让宝宝习惯用勺子像"大人"一样吃饭。宝宝大约要在出生后头两年持续完成这一转变，经常还会持续更长时间。

世界健康组织（WHO）建议，在宝宝出生后的前六个月完全采用母乳喂养。即使你不给宝宝喂母乳，而是让宝宝吃母乳替代品，那么也请给宝宝吃六个月以上。

但是，最好是你自己观察，判断宝宝什么时候可以吃辅食了，然后再开始给宝宝喂食辅食。有的宝宝从四个月开始就可以吃辅食了。不过，最好也从六个月之后，或者更迟些开始给宝宝喂食辅食。你的宝宝也需要足够的时间一点点习惯各种新的食物。

现在准备好了！

如果宝宝能够独立直着身子坐着，对固体的食物感兴趣，并将它们往嘴里塞的时候，就可以开始给你的宝宝喂辅食了。如果不会一再将食物从嘴里推出来，那就表明宝宝挺舌反射逐渐消退，这时宝宝会想要像"大人"一样进行咀嚼。

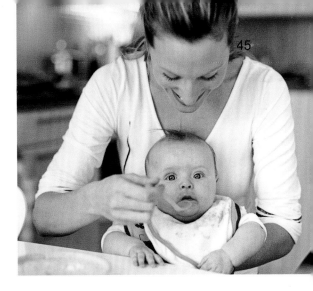

68

这是一个技术问题

通常，宝宝不能够马上理解使用勺子吃饭和吃奶需要使用不同的技术：舌头会进行吃奶时习惯性的动作。这样，食物就又被运送出了口腔，这是一个信号，表示宝宝还没有完全成熟到可以吃辅食。通常，这个时候宝宝会失望地哭，因为他才刚刚有了一种新的味觉体验，但是他还没有好好享受和研究这种体验，一切就又消失了。

在开始的时候为宝宝提供帮助

你握住勺子，只将勺子放到宝宝的嘴边，但是不放到宝宝嘴里。这样宝宝就可以吸食辅食，也可以含到嘴里了。如果你自己煮辅食，那么请在开始的时候将辅食做得稀一些，这样宝宝可以更好地从勺子里"吸"蔬菜。过一段时间，你的宝宝会学会如何用勺子吃饭，因为他会逐渐了解，那里面有很多更好吃的东西。

69

做实验的兴趣

如果你注意到，你的宝宝会在你吃饭的时候看你的嘴如何咬东西，那么就表示他很感兴趣，从社会学角度来说，他已经准备好尝试新的事物了。大约从半岁开始，宝宝的消化系统通常已经准备好消化母乳（替代品）以外的其他食物了。你可以给你的宝宝一个勺子握在手里，让他进行"练习"。他可能

宝宝会学习用勺子吃饭，请你对宝宝有耐心。

会对一块煮到软硬适中的土豆块感兴趣，很可能掉在衣服上的比吃到嘴里的还要多（请系上饭兜！），但是这可以满足宝宝的好奇心，并让宝宝更自立。

70

和宝宝一起吃饭，对他进行刺激

如果宝宝七个月了，还没有表现出对其他食物的兴趣，并且拒绝除了母乳之外的所有食物，那么，这是一个信号，表示他还不能够消化其他的食物。从组成成分上来说，母乳可以满足宝宝出生后第一年的所有需要。但是，有一个重要的问题，即你作为"母乳生产者"如何能够持续满足宝宝不断增加的能量需求。为了能够唤醒宝宝对吃饭的兴趣，可以让宝宝坐在儿童座椅上，或者你的大腿上，和家人一起吃饭。或早或晚，他会伸手去抓你盘子里的食物的。

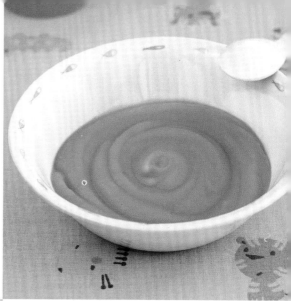

71

和朋友一起吃饭

如果你的宝宝不愿意吃饭，你可以经常邀请其他有孩子的家庭一起吃饭。孩子最喜欢学其他的孩子。在你的宝宝看别人吃过一两次饭之后，应该就有食欲和大家一起吃饭了。

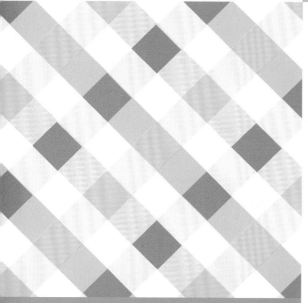

72

可以这样开始添加辅食

有两个你可以遵循的基本原则：第一个原则：每个月先只用辅食替代每天中的一顿母乳或母乳替代品喂养。第二个原则：每周最多加入一种新的食物。这样不会对宝宝的身体造成负担。宝宝的消化器官需要充足的时间显示他对每种食物的吸收情况，并慢慢进行转换。

73

每顿饭应该给宝宝喂多少辅食？

如果宝宝每餐能够吃掉 150 到 200克的辅食，那么宝宝就可以完全吃饱了。即使现在宝宝在吃了 100 克之后就饱了，也可能在几天之后就可以吃掉一大份辅食。宝宝的情况各有不同，请不要强迫你的宝宝吃饭，即使他只吃很少一点儿。

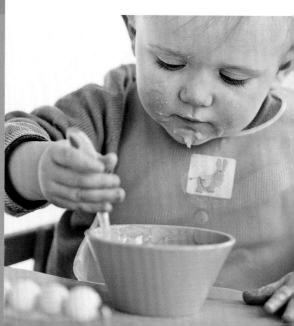

74

刚开始添加辅食时吃什么？

胡萝卜是传统的首选辅食蔬菜，但也不是必需的。大家这么愿意选择胡萝卜作为最开始阶段的辅食材料有不同原因：通常，胡萝卜非常好消化；吃起来有些甜，并且我们人类有"甜的＝可食用"的进化编程；还有一个重要的原因是，胡萝卜辅食的颜色非常漂亮，我们的小美食家在吃饭的时候，眼睛也能够得到享受！南瓜、茴香、西葫芦以及花椰菜也十分适合作为开始时期的辅食材料。

75

孩子们喜欢仪式

这种"陌生"的吃饭形式对宝宝来说是一种全新的体验。非常重要的一点是要让宝宝感觉到安全。

- 你可以举行一个仪式：你可以总是在大约差不多的时间，在同样的位置，使用同一个盘子，把宝宝的杯子放在旁边。你的宝宝在几天之后就会习惯这种新事物。
- 对你的宝宝不要要求过高。在开始的时候，一两勺蔬菜就足够了。然后，还是给宝宝喂食他熟悉的母乳或者奶粉。随着宝宝吃辅食的量越来越大，他吃奶就会越来越少。可以说是一口一口地转换宝宝的食物。
- 请在宝宝吃饭之后观察宝宝的行为，也观察他尿湿尿布的情况。如果你感觉宝宝不喜欢某种食物，那么请先将这种食物去除。
- 请给你和你的宝宝一些时间，并一起感受学习吃饭的喜悦！

- 如果，宝宝掉在饭兜以及地板上的食物比吃到嘴里的还多，请你保持淡定。吃饭也是需要学习的。如果你的宝宝拒绝吃饭，请不要强迫他。很多孩子开始的时候会对吃饭持怀疑态度，但是过一段时间之后，他还会再次进行尝试的。
- 如果你的宝宝有时完全不想吃饭，那也请你有耐心些。孩子们很快就会意识到，他们如何才能够吸引别人的注意。请你保持有规律的用餐时间。如果你的宝宝经常会吃些小零食，那么在吃饭的时候当然会不太有食欲了。

76

瓶装辅食

现在，成品辅食在经过严格的残留物控制之后可以具有非常优良的品质，没有农药、化肥和硝酸盐。有机种植的食材经过轻轻地蒸煮，以及蒸汽灭菌消毒，可以快速并简单地进行备制。但是，瓶装辅食的品种过多，会对宝宝的消化系统造成负担，从而导致过敏。很多时候，包装上印的年龄说明并不符合营养学的研究结论，所推荐的辅食对宝宝的年龄来说经常过早，这可能会导致消化系统问题。而且，瓶装辅食中通常还会有过多的盐、蛋白或者糖。其他添加剂，如黏合剂、隐藏的甜味剂、调味剂或香料等都对宝宝不利。此外，成品辅食还相当贵。

自己煮辅食

可以根据蔬菜的气味、蒸煮的时间，以及你使用什么油，每天可以自己煮一些稍有不同的美味蔬菜辅食。宝宝的味觉可以学习分辨细微的差别。宝宝需要慢慢熟悉固体食物，并且达到理想的消化和吸收效果。并且，将少量的食物混合起来，也能够尽早发现宝宝对哪种食物不消化。

植物油。如果瓶装辅食中的油脂含量没有达到这个标准，请你再额外添加一些食用油。油脂能够帮助宝宝吸收维生素，并提供充足的热量：在开始阶段，每瓶辅食中应含有140 至 160 千卡的热量，后来还要更多。

77

快速准备蔬菜辅食

- 将新鲜的、清洗干净并切成小块的蔬菜（例如，胡萝卜）放到盛有少量水的小锅中小火煨。
- 用开水将蔬菜彻底煮烂，并加入几茶勺高品质的食用油进行搅拌。
- 如果煮烂的蔬菜还有结块，则请用筛子涂平过滤。因为宝宝对固体的食物还不熟悉，所以任何的小结块都会使宝宝失去食欲，或者噎到。
- 请不要放盐和调料。宝宝的味觉和成人完全不同。对于我们来说，不加调料的食物单调、无聊，但是对于宝宝来说却正是最适合他的。
- 如果煮的辅食量比你宝宝吃的量大，可以将煮熟、捣烂的蔬菜做成汤给大人喝。

79

能不能食用黄油

如果你在辅食中使用黄油替代食用油，请和每次添加新的食物一样，先观察一周，看看你的宝宝是否能够消化黄油。你也可以交替使用植物油和黄油，可以在谷物和水果辅食中添加一小点黄油。如果医生没有给你的宝宝喂食牛乳的建议，那么请你不要给宝宝使用黄油，而只使用植物油。

80

预煮和存储

一旦不需要给宝宝更换食物，那么就是说，你可以一次煮两份的量，并将其中的一半放在冰箱里进行保存，用于第二天使用。或者你可以同时准备很多顿的食物，并将它们分成小份进行冷冻。可以使用 200 毫升的冷冻罐。在进行冷冻之前请先将容器快速冷却一下，比如，放在冷水中进行浸泡。请在冷冻的辅食解冻并变暖之后再加入食用油，如果在冷冻状态下加入食用油，有时会改变食物的味道。

78

如何在辅食中添加食用油

你添加在辅食中的食用油最好是富含多不饱和脂肪酸的纯植物油。主要推荐玉米油、菜籽油、红花油或葵花籽油，最好是有机作物。请经常更换使用不同种类的食用油。

该建议也适用于成品辅食：瓶装辅食中应含有 8 至 10 克植物油脂，相当于两茶勺

81

请只给宝宝提供新鲜的食物

最好从成品辅食中取出预计宝宝能够吃

的量，用一个干净的勺子从瓶子中取出辅食，放到宝宝的小碗中。在开瓶之后，如果放在冰箱保存，那请在两天之内吃完。

经过一次加热的辅食，不论是你自己煮的还是成品辅食，都不要再重新进行加热，否则辅食中会形成有害细菌。此外，如果重新加热会使辅食中的大部分维生素和其他营养成分流失。

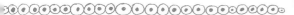

82

婴儿辅食瓶上的标记"A"是什么意思？

制造商用此标记特别表示防过敏瓶装辅食。这样的瓶装辅食中最多可以有三种不同的食材，因此，特别适用于过敏体质的宝宝。

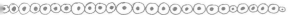

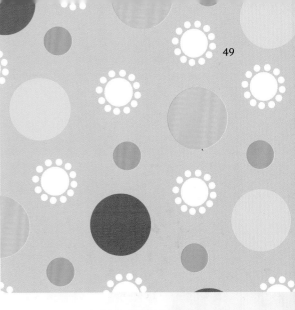

83

补充足够的维生素 C

你逐渐可以在辅食中加入蔬菜、土豆，如果你愿意，也可以加入肉，你还应在辅食中加入 30 克果汁或者果泥。其中含有的维生素 C 能够使宝宝更好地吸收蔬菜辅食中的铁。请尝试一下，你的宝宝对哪些食物吸收更好：如果橙汁会使宝宝屁股疼，那么酸含量较低的苹果汁或者梨汁就是首选。

重要的是要使用新鲜、成熟的水果制成的果汁或者果泥，并在制备好之后立即喂给宝宝吃，只有这样你的宝宝才能够获取充足的维生素 C。如果你在制备蔬菜辅食的时候不想加入果汁，也可以在午餐结束后给宝宝喂几勺果泥作为"甜点"。

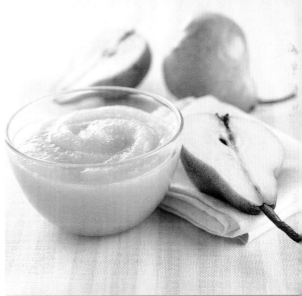

84

水果应和谷物搭配

很多宝宝在下午或者傍晚的时候会吃一顿水果和谷物辅食作为第二餐辅食。单纯的水果辅食提供的能量过少，因此，水果应与谷物搭配。在开始阶段可以给宝宝喂苹果和梨（先将这两种水果煮熟并捣烂），也可以喂香蕉和杏子。

85

什么时候开始给宝宝吃肉，应该吃多少？

多特蒙德的儿童营养研究所（FKE）建议，应从第七或者第八个月开始给宝宝吃肉类食品。适合的肉类有牛肉或羊肉瘦肉，因为其中含有很多有益的铁。

在宝宝出生半年之后，每周给宝宝吃20到40克的肉类食物就足够了。如果你给宝宝吃瓶装辅食，则请看一下，其中的肉食含量是多少，通常瓶装辅食中的肉含量只有大约5克。在这种情况下，请每周多给宝宝吃几瓶这样的"肉类辅食"，当然也有纯肉的瓶装辅食。你也可以继续自己煮蔬菜和土豆辅食，并加些肉进去。剩下的可以给小猫小狗吃，它们会非常开心的！

86

可以不给宝宝吃肉吗？

如果你自己本身是素食者，那么请记住：孩子的身体需要和成年人不同。你的宝宝正处于生长发育阶段，如果只吃素食会出现发育不足及不良的状况，因为，只吃素食宝宝不能够摄取充足的铁、B族维生素、钙和蛋白质。如果你一直坚持给宝宝补充这些所需的营养元素，也可以不给宝宝吃肉。请与你的儿科医生进行商讨，以便于医生在给宝宝进行体检时可以格外注意宝宝的发育情况。你也可以听取专业的营养咨询。

87

给素食家长的小建议

每周给宝宝吃一次肉食就足够宝宝健康发育所需了。如果你不喜欢做肉食，通常祖父母会愿意帮忙，每周让他们的孙子吃一次肉。或者你可以和其他的家庭一起吃一顿午餐，而下一次可以由你来做饭，请他们来吃。

88

在宝宝出生后第一年不要给宝宝吃鸡蛋

有时我们会听说，偶尔应该在辅食中加一个生蛋黄。这是错误的！因为生鸡蛋中有存在沙门氏菌的危险，所以本来就不应该吃生鸡蛋。但是，即使不是生鸡蛋，也不应在宝宝一岁以前给宝宝吃鸡蛋。鸡蛋白是引发过敏的最大诱因之一，而蛋黄中鸡蛋白含量特别高。在宝宝一到两岁之间，才能够开始每周给宝宝吃一个鸡蛋。而蛋黄经常会隐藏在其他食品中，请你在购买儿童面包干和婴儿饼干时注意其中是否含有鸡蛋。如果你为宝宝购买含有面条的瓶装辅食，也需要注意面条中不应含有鸡蛋。

89

适合作为辅食的谷物种类

从第七个月开始才应该给宝宝吃谷物辅食，最好是容易吸收的大米糊。但是，大米并不像其他谷物那样含有丰富的营养。如果现在你的宝宝整餐都吃大米糊，那么你应该给宝宝吃营养更为丰富的谷物，例如，小米、燕麦或斯佩耳特小麦。一般来说，玉米粉也很容易吸收。一定要将谷物产品"分解开"，例如，做成麦片，或者研磨、预制成粗粒小麦粉。小宝宝还不能够消化新鲜的谷物食品。

90

备制谷物粥辅食

可以轻松地用水或者经过稀释的果汁搅拌谷物麦片或者粗粒小麦粉。如果你还在给宝宝喂食母乳，那么你也可以使用母乳进行搅拌。但是不能过分加热，否则重要的维生素将会流失；最好浸在温水中进行加热，然后在备制好的辅食中加入水。如果宝宝吃的是奶粉，那么请像平时一样搅拌奶粉，然后加入谷物麦片。另一种选择：你可以在水中加入麦片，煮沸，然后再加入适量的后续奶粉。如果你每天还至少给宝宝喂两次母乳，那么在晚上给宝宝喂谷物辅食时只加入水进行搅拌，因为宝宝通过母乳已经获得了充足的蛋白质和钙。

91

从什么时候开始可以给宝宝喂牛乳？

在宝宝一岁以前一般不建议给宝宝喂牛乳作为母乳替代品。全脂牛奶中的蛋白质以及矿物质含量对于婴儿来说过多，而多不饱和脂肪酸以及微量元素的含量过低。如果推测或者确定宝宝有过敏的倾向，那么最早从宝宝七个月开始可以消化经过稀释的牛乳。但是，很可惜，麦片和辅食产品制造商从给五个月的宝宝提供的食品中就开始采用鲜奶配方。这样做既没有意义也没有益处，因为一岁以下的宝宝还不能够消化牛乳中的高蛋白质和脂肪。

92

可口的钙

牛奶是一种重要的钙源，但是应最早从宝宝七个月大开始再给宝宝喂巴氏杀菌全脂牛奶，或者脂肪含量为 3.5 的保鲜全脂牛奶，这样完全可以满足婴儿的需求。如果你的宝宝不喜欢吃乳制辅食，你也可以将在有机商店中购买的白色杏仁糊加入谷物和水果辅食中，这非常可口，也同样富含钙成分。

93

应较迟再给宝宝喂食乳制品

酸奶以及凝乳中含有非常多的蛋白质，这会给宝宝的肾脏造成很大的负担。此外，宝宝也不能够很好地吸收乳制品中的钙。因此，请在宝宝一岁以后再给宝宝喂食乳制品。

94

辅食应该由这些东西组成

建议在辅食中加入丰富的植物食品、适当的动物食品，以及低脂肪食品。一岁的宝宝每天需要大约950卡的热量。辅食的组成大约为：

- ♥ 600毫升饮料，例如，水和茶；
- ♥ 80克谷物，例如，面包、麦片；
- ♥ 80克土豆或面条，或者大米以及其他谷物；
- ♥ 120克蔬菜；
- ♥ 120克水果；
- ♥ 300毫升母乳或者牛奶（制品），或者大约30克奶酪；
- ♥ 80到100克含糖的食品，例如，糖果、番茄酱、果汁；
- ♥ 最多20克含糖以及含脂肪的食品，例如，巧克力、蛋糕以及类似食品。

95

有时有食欲，有时没有食欲

就像成年人一样，孩子的食欲也不是每天都一样。如果宝宝没有食欲，有时是一个信号，表示宝宝生病了。但是，首先你应该淡定，并接受宝宝今天不想吃很多的这种情况。也可能过一会儿他就饿了，并开始哭闹，或者找东西吃。请避免给宝宝吃"零食"，否则你很快就会无法判断他是否吃饱了。

96

找到吃饭的节奏

不少孩子到了一岁，甚至更大，还会在晚上醒来时吃东西。这一定会影响夜间的休息。这个年龄的宝宝如果习惯于每天晚上吃东西，那么即使他其实并不需要吃饭，还是会因为习惯的原因在这个时间感觉到饿。这时，你的任务是教会孩子，要在合适的时间感觉到饿。最好你能够花点时间记记日记，具体记录一下宝宝在什么时间吃了什么。通常可以发现，为什么宝宝在白天吃得过少：吃饭不定时、注意力不集中、时间压力以及类似原因。根据这些认识可以找出解决方法。只要不是真的存在严重的进食障碍，则可以在一到两周的时间内解决问题。

重要提示：如果存在进食障碍（小孩子很少会出现这种状况），应向你的儿科医生寻求帮助，并对宝宝进行治疗。

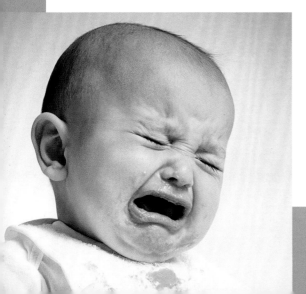

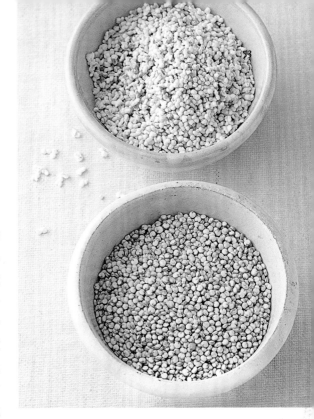

藜麦（上图）和苋菜籽（下图）
都属于不含麸质的食品。

97

不含麸质的食品

在很多的儿童食品中可以找到"不含麸质"的字样，麸质是包含在黑麦、大麦、小麦面筋、斯佩耳特小麦和燕麦中的醇溶蛋白。先天患有代谢性疾病、腹腔疾病的人一生都不能吃含有麸质的食物。因为不知道一个孩子是否患有这些疾病，所以建议在宝宝一岁以前都给宝宝喂食不含麸质的食品。虽然这样并不能够预防不吸收的问题，但是由于腹腔疾病而造成的持续腹泻，以及营养吸收不足对于宝宝来说都是非常有害的。因此，应在确定宝宝非常强壮并且新陈代谢稳定之后，再给宝宝喂食含有麸质的食品。此外，这时你已经非常了解宝宝的消化习惯，并能够更好、更快地对宝宝的不吸收反应做出评估。大米、玉米、小米、荞麦和苋菜籽粉中都不含有麸质。其实，"不含麸质"添加成分只是针对含有谷物的食品来说的，但是对于对此比较关注的家长来说，在水果辅食的包装瓶上印有这样的字样也能刺激购买。

98

预防过敏

如果你的宝宝是过敏体质，大概是因为你或者你的伴侣，又或者你们两个人都是过敏体质，在这样的情况下，建议你注意下列几点有关辅食的内容：

 请你尽可能用有机作物自己煮辅食。这样便可以排除宝宝对添加物或调味料，或者防腐剂的反应。

请给你的宝宝一些时间，让他学习认识每种新的食物。请你最多每两周加入一种新的食物。在宝宝出生六个月之后，在宝宝的辅食中加入三到四种蔬菜、三到四种水果、不含麸质的谷物种类，以及一到两种肉类就足够了。

当然，你也可以选择不同的搭配。这种貌似单调的组合可以稳固宝宝的免疫系统，你不需要持续给宝宝更换食物。

在宝宝一岁以前，请不要给宝宝喂食下列食品：芹菜、西红柿、柑橘类水果、草莓、牛奶、蛋、鱼、坚果、小麦、大豆、香料、巧克力以及成品食物。

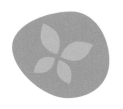

与辅食相关的内容

如果有规律地给宝宝提供美味可口、营养均衡的食物，那么大部分宝宝都能够学会开心地享用他的美餐。请为你的宝宝创造一个环境，让他感觉吃饭是一件愉快的事情。

99

第一顿辅食最好选择午饭添加

建议选择在午餐的时候给宝宝喂第一顿辅食。在睡过上午觉之后，大多数宝宝会在中午的时候醒来，这时宝宝有能力，并且愿意尝试新事物。此外，你还有上下午和晚上的时间可以观察宝宝的反应，比起在晚上才给宝宝喂辅食，中午喂完辅食之后，你可以对宝宝的一些特殊行为进行更好的评估及应对，例如，宝宝因为肚子疼而哭闹。而且，如果你晚上累了躺在床上想要睡觉，但是你

的宝宝却因为新晚餐所形成的影响太大而不能安静地入睡。

因此，第一次给宝宝吃辅食你最好选择在白天，第二次或者第三次再选择在晚餐的时候给宝宝喂辅食。这样，你基本上就不用考虑转换困难的问题了。

100

吃饭作为一种感官体验

对于宝宝来说，可以用手触摸食物是非常重要的，这样他们才能够在真正意义上理

解"食物"这个词。在宝宝发育的一个重要阶段，即所谓的口唇期，宝宝会将他感兴趣的东西都放到嘴里，并在嘴里彻底进行"扫描"。这不仅仅能够使宝宝有学习的经验，还会产生生动的感官乐趣。他会很开心地用嘴唇摩擦妈妈的乳头，或者奶瓶的奶嘴。后来，他也会一样热衷于吮吸饼干、面包边或玩具。如果宝宝能够走了，那么椅背、浴缸边，以及镜子中的自己都会被他弄得湿漉漉的。

允许宝宝弄脏衣服！

让你的孩子体会这个重要的经验。请使用围兜、塑料桌布，以及易于打理的地板覆盖物来限制可能出现的损坏。一段时间以后，你的宝宝会非常自然地学会餐桌礼仪。请你在开始用餐之前有意识地保持安静：这种节奏变化使你的小宝贝能够从内心准备好马上开始吃饭。应绝对禁止在吃饭的时候玩耍，甚至在电视机前吃饭！

101

帮助宝宝自己吃饭

你的宝宝已经开始想要自己吃饭，但是还不能够做得很好，这时他是否会很没有耐心？请给你的宝宝一把小勺子，宝宝可以用它开始"工作"，而你同时用另一把勺子给宝宝喂饭。如果不行，请在你为宝宝准备食物的时候让宝宝在厨房坐在他的儿童座椅上，并将空盘子和勺子放在他的面前。当饭菜准备好的时候，宝宝可能已经玩够了，这时宝宝就可以乖乖地让你给他喂饭了。

102

和家人一起在餐桌上吃饭

在一周岁左右的时候应基本完成宝宝的饮食转变。但是很多妈妈还保留有一餐给宝宝喂母乳，更多是因为想要给宝宝和自己相互依偎的时间。此时，宝宝已经能够消化大多数的食物，但是因为宝宝只长出了几颗小牙齿，所以还不能够很好地咀嚼沙拉、肉类、坚果或者其他一些食物。而且应少给宝宝吃调味料以及食用香精。此外，最好能自己给宝宝煮饭，还可以煮一些全家都爱吃的食物！最迟从此时开始，应有固定的用餐时间让宝宝和家人一起在餐桌上用餐。你的宝宝会喜欢和家人在一起用餐的时光。

103

帮助宝宝消化排便

如果你的宝宝可以开始吃固体食物，那么他的便便也会是固体状的，有时甚至会便秘。为了让辅食在宝宝的肠道中变软、变稀，在吃饭的时候给宝宝喝水是非常重要的。请在宝宝的辅食中加一小勺高质量的植物油，这样可以使食物在宝宝的肠道中更润滑。此外，这对宝宝的大脑发育也非常重要。在吃完蔬菜之后给宝宝吃几茶勺新煮烂的梨也非常有助于消化。

104

抵住零食的诱惑

从很久之前开始，食品行业就把儿童视为具有购买力的客户：很多常规和有机的成品食品装在彩色的小包装袋里，专门提供给儿童。许多孩子喜欢这些产品主要是因为它们精美的包装。请在购买前阅读成分表：此类产品中很多含有很高的糖分和脂肪，此外还有香精、含量标准不明的合成维生素、防腐剂或黏结剂等。这些都对健康有害，并且会损害宝宝正在发育的味觉。

105

宝宝从什么时候开始可以吃甜食？

如果可以，应尽量让你的宝宝远离工业制成的甜品。水果或者干果的自然甜味就可以让谷类辅食吃起来足够甜，额外添加糖是完全不必要的。随后应让你的宝宝知道，甜食是特殊的，不能够总吃。每次吃甜食要固定地点和时间。孩子吃糖的习惯主要受家庭对甜食的食用习惯影响：如果父母、兄弟姐妹以及祖父母经常吃很多甜食，那么宝宝很快也会开始要糖吃。注意：很多婴儿食品制造商在他们的产品中都"藏有"糖和添加剂，在成分标签上显示为葡萄糖、果糖、麦芽糖、麦芽糊精。此外，很重要的是，孩子吃糖越多，越需要仔细、正确地护理宝宝的牙齿（请参阅第 244 问）。

106

正确选择饼干

通常饼干中含有的糖分过多，饱和碳水化合物过少，"婴儿饼干"也是如此。最好给你的宝宝吃从有机商店或健康食品商店购买的无糖儿童面包干或者斯佩耳特面包棒。在这里也可以买到更脆、更软的无糖斯佩耳特或者燕麦饼干，可以让宝宝不用那么费力咀嚼。

107

在饮食中添加创意

如果你将谷物辅食装在一个彩色的小碗中，并在其中加入一些果酱，用自己揉的面团做成各种小动物，做些甜蜜多汁的瓜球等，这样时不时设计一些有创意的食物，都能够满足宝宝游戏的乐趣。

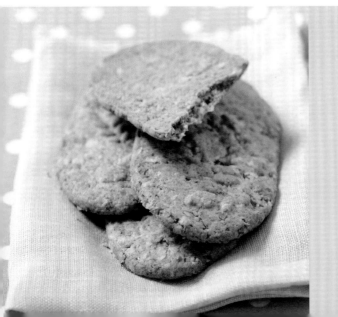

108

外出时的健康替代食品

可以在婴儿车中准备一小盒米饼来替代甜甜的饼干，作为宝宝外出时的应急口粮。香蕉特别适合作为补充能量的间食：易于携带、美味可口，并且可以充饥。在许多的超市中也可以买到有机香蕉。

109

禁止给宝宝喂食蜂蜜

未经过充分加热的蜂蜜中可能含有梭状芽孢杆菌。梭状芽孢杆菌会在体内产生毒素，这可能对儿童的神经产生负面影响，并导致严重的肌肉麻痹。例如，由添加了蜂蜜的辅食或者茶产生的病原体进入婴儿的体内之后会破坏宝宝尚未成熟的肠道菌群。请在宝宝一周岁之后再给宝宝喂食蜂蜜。从此时开始，蜂蜜中含有的细菌不再能够伤害到宝宝的身体组织。

110

婴儿饮料

最适合给宝宝喝的解渴饮料是无碳酸矿泉水（根据包装标签适用于婴儿食品！）或者每升水中的硝酸盐极限值不超过50毫克的自来水，以及无糖的茶水。不适合给宝宝喝纯果汁或者含糖的汽水。这会导致宝宝持续吮吸，或由于其高热量对宝宝造成不良

影响。如果你想给宝宝喝果汁，那么请用大量的水进行稀释。

111

让宝宝用杯子喝水

实际上不建议让宝宝持续进行吮吸。在宝宝渴了的时候，应让他用杯子喝水。不能够让宝宝用杯子来打发无聊的时间。杯子"只是"用来给宝宝喝水，这样就不会让宝宝养成持续吮吸的习惯。请在每次吃饭以及中间喝水的时候给宝宝杯子，但是不要把杯子留给宝宝用来玩耍。

112

宝宝应该喝多少水

一个一岁的宝宝除了吃奶之外，每天应喝大约半升水。如果宝宝还喝很多奶，那么他需要额外喝的水要比几乎不再吃奶的孩子少。每次在吃饭的时候给宝宝一个小杯子，在里面装入适量的水或饮料。

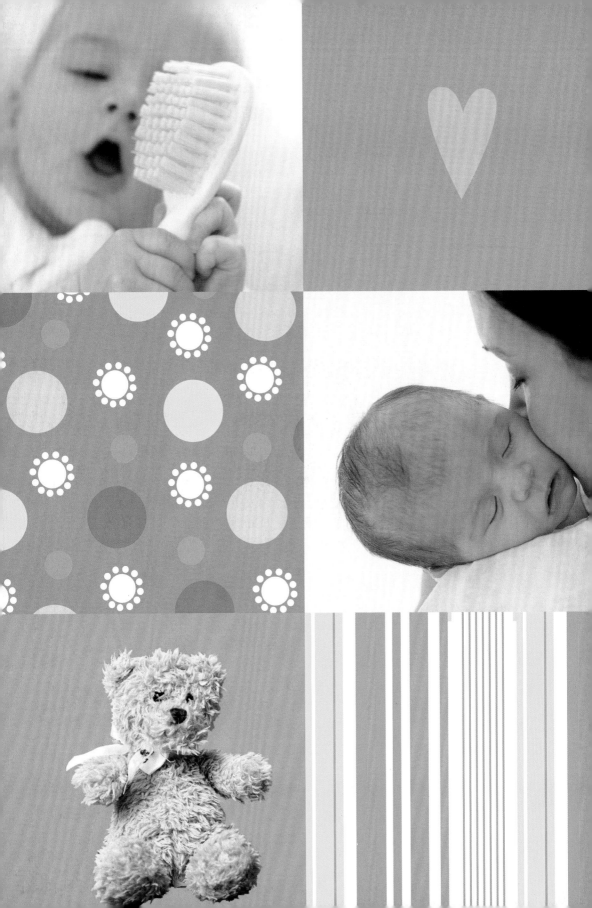

用心护理宝宝

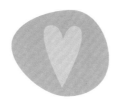

给宝宝洗澡、剪发、护理

宝宝的护理远不止对皮肤和头发的必要清洁。有爱的婴儿护理同时还包括通过接近建立信任和安全感。通过你的温柔呵护可以启发宝宝对自己身体的积极感觉。

113

必要的护理产品

你在家里就可以找到为宝宝进行日常护理最重要的辅助工具：水和一块毛巾。此外，你还需要高品质的无味植物油用于给宝宝做日常身体护理按摩，还可以用来清除尿布周围的润肤霜或者便便。最好使用有机杏仁油、橄榄油、芝麻油或葵花籽油。如果宝宝得了尿布疹，使用含氧化锌或者泛醇的软膏会非常有效。

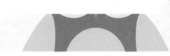

不要总是更换护理产品

在婴儿护理方面最需要注意的是不要持续更换护理产品。因为这样很容易引起皮肤不适，甚至会引发过敏。

114

护理产品越少越好

少使用护理产品，这不仅对宝宝的皮肤好，也可以为你省钱。

宝宝使用的护理产品应只含有一种或者很少的几种成分，并采用高品质和天然的原料。此外，不得含有人工添加剂。最好不要使用含有人工色素或者香料，以及防腐剂的产品。由自然原料生产的产品价格会更高，但是大多数自然产品的效用特别好，可以被宝宝娇嫩的皮肤所吸收，确保使用简单、舒适且安全。

宝宝肚脐周围的护理

针对有关如何正确护理宝宝肚脐的问题始终没有统一的方法。很多医院使用酒精、特殊药酒或抗菌粉护理脐带残留端。也有的人对此根本不进行处理。许多助产士都有自己的"秘方"，也有的建议使用肚脐油。虽然肚脐油通常会添加消毒香精油，但这对于脐带残留快速脱落很重要，可以保持脐带残留部分的清洁和干燥，肚脐粉则可以清洁脐带残端。

需要干燥

肚脐愈合实际是指使脐带残留物快速干燥和脱落，从而防止感染。宝宝出生之后，在脐带残留物中还有很多水，它们会随着干燥过程而蒸发掉。剩余组织变干脱落。使用芝麻油或者植物果实油可以为组织结构提供支持，并使其变软。通常，肚脐治愈会有所延迟，因为肚脐油会对组织起到"滋养"作用。

115

肚脐护理粉

经助产士诊所证明，含有草本精华的肚脐粉能够使脐带残余快速干燥，在你的助产士那里或者药店可以买到。在每次包裹前都重新为宝宝涂上这种肚脐粉，并每天都用稀释的金盏花精华（在四分之一升的开水中加入一汤匙）浸泡无菌绷带，用以清除所有残留的肚脐粉。经验证实，使用这种方法可以使脐带残留物最快速地脱落。

116

调整尿布的位置

使用透气的肚脐绷带可以使肚脐保持干燥，尿布的边缘不能够摩擦到肚脐。重要的是，尿布不能超过肚脐的位置，否则尿布的潮湿环境会延迟脐带残留物的干燥。此外，尿液或者便便可能会导致伤口感染。

117

请不要碰结痂块

请千万不要试图将结痂块从宝宝的肚脐中取出，即使是在给宝宝洗澡的时候。这样可能会伤到宝宝。有时，在脐带残留物脱落之后，肚脐伤口还会持续几天潮湿的状态。请不要担心。但是，如果肚脐一直潮湿、发红或者流脓发炎，那么请询问你的助产士或者儿科医生。

118

多长时间给宝宝洗一次澡

现在，通过过敏研究人们知道了：经常洗澡会对宝宝娇嫩皮肤内尚未成熟的酸性保护膜造成很大负担。越少越好！对于新生儿来说，每周洗一次到两次澡就足够了，因为除了包裹尿布和吐奶之外，宝宝并不脏。请始终保持尿布区域清洁，通常每天用清水给宝宝洗一次手和脸。如果宝宝会爬了，并且

对花盆、肥料桶，或者小狗的饭盆感兴趣，那么可以经常给他洗洗澡！

119

最佳水温

宝宝洗澡的标准水温为37C°。但是，小宝宝也会有不同的需求：有怕冷的孩子，很快就会感觉到冷；或者爱玩水的强壮宝宝，即使水温偏低也会感到很舒服。但是，对于所有的宝宝，如果小脚或者鼻子变冷了，那么就代表宝宝感到冷了，应立即结束洗澡。

120

最喜欢的洗澡时间

一天中什么时候最适合给宝宝洗澡，这一点要根据宝宝的喜好，以及给宝宝洗澡的目的而定。给新生儿洗澡最好至少在喂奶一个小时后，否则可能会导致新生儿轻微呕吐。对于大一些的宝宝来说，通常最好在睡觉前洗澡，因为这样可以使宝宝安静下来。但是，并不是所有的宝宝都喜欢在晚上洗澡，有的宝宝更喜欢在早上洗澡。也有一些宝宝根本不喜欢洗澡，在必须洗澡的时候，能乖乖配合的时间非常短。请你在给宝宝洗澡的时候观察他所释放出的信号，这样你很快就能够找出最合适的洗澡时间了。

121

不要低估温水的清洁能力

你不需要使用任何洗浴用品,请不要低估温水的清洁能力!用清水给宝宝洗澡,用手或者毛巾轻柔地擦洗,就可以将宝宝洗干净。宝宝在户外爬或者玩过之后,你可以使用洗浴用品,用于清洁污渍和去除细菌。但是请务必使用无表面活性剂的保湿产品,以防止宝宝娇嫩的皮肤变得干燥。

122

母乳抗敏

对于宝宝来说最好的洗浴用品是母乳。如果你的宝宝正好是敏感性皮肤,或者长有湿疹,那么用母乳洗澡就是最好的了!直接从乳房中挤出一些母乳加入到洗澡水中,或者用吸奶器吸出一些母乳加入到水中即可。

123

和妈妈或者爸爸一起洗澡

对于大多数宝宝来说,和妈妈或者爸爸在一个大浴缸中一起洗澡是一种享受。如果宝宝的肚脐已经完全愈合了,那么开始给宝宝洗澡吧。最开始的时候只让宝宝在水里待几分钟就够了,宝宝很快就会感觉冷。随着宝宝越长越大,身体组织能够更好地保持温度,这时宝宝洗澡的时间可以延长一些。如果让宝宝和家人一起洗澡,那么请先将洗浴用品拿开,避免宝宝误食。

124

轻松地给宝宝洗头

给宝宝洗头不需要使用香波。在给宝宝洗澡时,用一块毛巾,并用清水轻柔地清洗宝宝的头发就可以了。如果宝宝的头发比较浓密,可以使用温和的儿童香波。广告中所说的在不小心接触到眼睛时不会流眼泪的产品中通常含有表面作用的麻醉剂,只是遮盖住了刺激性成分对眼睛的刺激。

给宝宝戴上小帽子

如果你的宝宝喜欢,你可以在洗澡之后为他吹干头发。请务必注意,应选择最低的温度等级,并和宝宝的皮肤保持足够的距离。为了能够持续控制吹风机的温度,请始终将一只手直接放在宝宝的头部周围。如果你的宝宝害怕吹风的声音,那么最好在洗澡后给宝宝戴上一顶小帽子,直至宝宝的头发全干。

125

定期梳理头发

有时,宝宝柔软的头发由于头后部和床垫之间的摩擦弄得乱蓬蓬的,你无须使用特殊的香波,而是要定期给宝宝变换姿势,并定期仔细给宝宝梳理头发。

126

干燥皮肤的护理

宝宝的皮肤比成年人的皮肤要薄很多倍，还没有形成起防护作用的角质层，并且对环境影响的反应要敏感得多。因为皮脂腺的功能发育也尚未完全，所以宝宝缺少用于防御病菌的稳定保护层。因此，你应该每天使用高品质的婴儿油或者含油脂的润肤霜为干燥的婴儿皮肤做护理。请不要使用婴儿润肤露或者婴儿乳液，因为为了保存，这些产品通常都含有酒精成分，如果经常使用会使宝宝娇嫩的皮肤变得更干燥。

127

定期检查皮肤褶皱

宝宝身上的皮肤褶皱特别容易导致宝宝皮肤受伤。因此，请经常检查外耳、脖子以及腋下的皮肤褶皱。最重要的是：请使发红或者受伤的皮肤褶皱保持干燥，使用处理尿布疹的方法进行处理（请参阅第 135 问）。如果你给宝宝进行母乳喂养，那么请定期用一点儿母乳涂抹到这些位置上。请不要使用婴儿爽身粉进行护理，因为这些粉会吸收皮肤中的水分而在皮肤褶皱中结成块，并对皮肤造成摩擦。

128

女孩的卫生护理

请用一块湿毛巾为你的小公主清洗大（外）阴唇，或者用一小点儿油从前向后，从阴道向肛门方向进行清洗。使用这种方法可以避免细菌进入到阴道中。你可以使用相同的方法清洗大小阴唇之间的残留物。

129

男孩的卫生护理

在进行卫生护理时，请用水为你的小家伙清洗阴茎和睾丸囊，并用一点儿油清除便便残留物。请将腹股沟中的褶皱和睾丸下面的区域也彻底清洁干净。在护理时切忌拉扯你儿子的包皮，即使只是偶尔为之。在宝宝一岁以前，龟头和包皮之间存在自然的连接，要防止给宝宝包裹尿布的时候龟头感染。在很多情况下，宝宝的包皮会在一岁到四岁自动和龟头分离开，极少数会持续到青春期。持续拉扯包皮会导致裂缝、发炎以及疤痕，这可能会导致包茎（包皮过长），需要通过切除手术来解决。

130

在给宝宝修剪指甲时需要小心

通常，宝宝柔软的指甲在第一周会自己断裂。前几周还很难分辨出甲床与手指的分界线。从第六到第八周开始可以使用儿童指甲刀给宝宝修剪指甲。如果宝宝总喜欢抓自己，则可以在宝宝的手上套上小手套。你也可以用牙齿咬宝宝的指甲，因为舌头和牙齿非常敏感，这样就不会伤到宝宝。这样也不会形成很尖的棱角，宝宝就不会抓伤自己。最好在宝宝睡觉的时候为他剪指甲，因为这时候你可以安安静静地修剪。另外，最初的时候两个人一起给宝宝剪指甲会更轻松，一个人非常平稳地握住宝宝的手，另一个人则专心给宝宝修剪指甲。

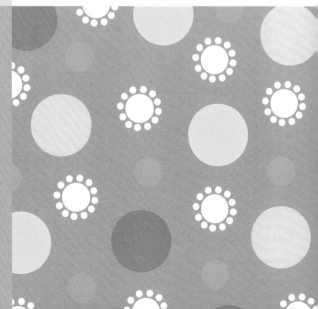

131

轻柔地清洗小眼睛

清除宝宝眼角的分泌物：将一块化妆棉浸泡在温水中，然后从外眼角向鼻根处小心地擦拭宝宝的眼睛。请给每只眼睛各使用一块干净的化妆棉。

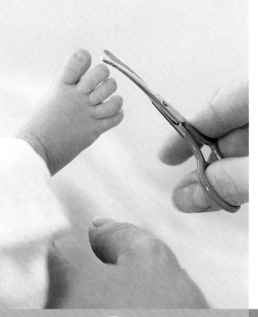

132

儿童指甲刀没有危险的尖

你也可以使用一个小指甲刀为宝宝修剪指甲，但是最好使用圆角的儿童指甲刀，因为它没有危险的尖，可以更好地使用它为宝宝修剪指甲。在开始剪指甲之前，请先按住宝宝的指尖，以避免剪到宝宝的皮肤。

133

只清洁耳朵外部

只清洁外耳以及耳朵后面的区域。你可以使用一块湿毛巾和一些温水清洗这两个位置。请注意不要让水进入到耳朵里。禁止使用棉棒，因为棉棒可能会伤害到娇嫩的鼓膜，并且会继续向内按压耳垢。

134

得了尿布疹应保持通风

几乎所有宝宝的小屁股或早或晚都会红肿。如果长时间接触尿液和便便，尿布区域的皮肤就会受到损害，温湿的尿布环境会导致宝宝的小屁屁受到细菌和真菌的侵害。典型的症状为发红、潮湿、发痒以及鳞状皮肤，感觉疼痛。现在，你需要坚持为宝宝进行护理。请经常更换尿布，只使用清水和干净的毛巾为宝宝清洗屁股，轻轻拍打尿布区域，特别是皮肤褶皱处要保持干燥。尽可能不给得了尿布疹的宝宝使用尿布。在红肿的位置上涂抹一些母乳可以缓解发炎症状。含氧化锌的软膏可以避免红肿的皮肤位置潮湿，防水且不会影响皮肤呼吸。

最好不要吹干

有时会听到有人建议用吹风机吹干红肿的小屁股。这并不正确。热风会吸收皮肤中很多的水分，从而使皮肤变得更为敏感。而且经常还会出现烧伤以及触电事故，因为宝宝可能突然尿尿，而尿液正好淋到了吹风机上。

135

预防尿布疹

如果宝宝一再得尿布疹，请思考一下，你可以事先做哪些事情来进行预防。最重要的措施有：

🐾 请尽可能长时间地进行母乳喂养，因为吃母乳的宝宝的便便对宝宝娇嫩的皮肤刺激最小。

🐾 请经常更换尿布，以减少与尿液和便便中的刺激性代谢物的接触。

🐾 如果尿布中有便便应立即更换尿布。

🐾 请将尿布包裹得松一点儿，让皮肤可以得到呼吸，并减少给宝宝包裹尿布的时间。

🐾 只用温水给宝宝清洗屁股，请不要使用香皂或者其他脱脂性洗浴用品。在给宝宝包裹新尿布之前应保持宝宝的小屁股和皮肤褶皱处完全干燥。

🐾 给宝宝薄薄地涂抹一层柔软的氧化锌药膏。厚厚的润药膏会防止空气接触皮肤，但在擦掉药膏之后又会重新发炎。

🐾 换一种裹尿布的方法。网上会提供各种不同的使用织物包裹尿布的方法，你多学几种，换着包。

136

哪种更好：织物尿布还是一次性尿布？

这主要根据你的个人偏好：这两种尿布的价格差不多，受环境的影响也相似。由于需要清洗、晾干以及折叠，所以使用织物尿布会消耗较多的时间。如果给一个以上的宝宝使用，则织物尿布会稍微便宜些。

有些潮湿

使用一次性尿布时，尿液和便便的液体成分会因尿布里含有的化学物质而形成凝胶块，这样使得宝宝的小屁股保持干爽。宝宝不会像使用织物尿布那样有不舒适的潮湿感觉。有些宝宝因为讨厌这种感觉而更早使用便盆或者厕所。但是并不能说，宝宝因此就会更快变得干净。

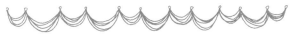

137

换着使用不同的尿布

为什么不呢？很多使用织物尿布的父母在外出、夜间或者旅行时会使用一次性尿布，并且感觉非常好。你尽管试一试，看看你的宝宝感觉如何。

138

防晒

现在，不论哪个年龄的人都离不开防晒霜，也包括一岁以下的宝宝。但是，在宝宝一岁以前请不要让宝宝直接接受日光照射，最好让宝宝待在阴凉处。因为即使在阴凉处紫外线也依然存在，所以你的宝宝还需要额外涂抹一点儿防晒霜。特别在衣服没有遮盖住的位置，以及特别容易快速变红的位置，如额头、鼻子和脸颊，为宝宝涂抹上防晒霜可对宝宝进行有效的保护。

139

冬季面部皮肤护理

冬季户外的冷空气很快就会使宝宝的皮肤干裂。宝宝的皮肤比成年人的皮肤含有更多的水，而防护性油脂更少。所以宝宝的皮肤对寒冷更为敏感，也更易受到侵害。含有油脂的润肤霜可以防止冷空气伤害宝宝娇嫩的皮肤。在冬季请随时给宝宝的脸和手涂上润肤霜。最好使用无水产品，因为这样即使温度达到零下也不会冻到宝宝敏感的皮肤。

请在冬季使用润肤霜保护宝宝的皮肤不被冻到。

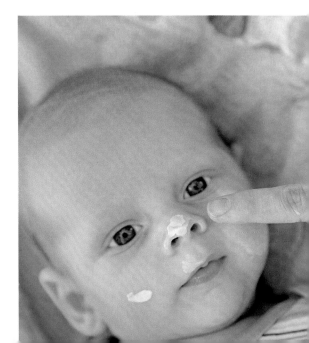

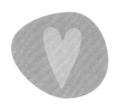

用心给宝宝做肌肤按摩

在出生时你的宝宝就感受了第一次有力的按摩。在通过妈妈的产道时，对宝宝重要的神经元进行了刺激，宝宝的身体组织对一些基本的功能，例如，呼吸和消化，做好了准备。

抚摸、身体接触以及近距离接触都是人类的基本需求。在妈妈子宫里的时候，温暖的羊水就一直冲洗着宝宝的皮肤，同时宝宝还受到子宫轻柔的刺激。这让宝宝感到安全、温暖和可靠。宝宝对你的按摩已经感到非常熟悉。科学研究证明，定期为宝宝进行充满爱意的按摩对宝宝的身体、智力以及精神发育都有益处。宝宝也更容易发现自己的昼夜节律。

140

从什么时候开始可以为宝宝按摩？

对于一个健康的宝宝，在宝宝出生之后你就可以通过轻柔的抚摸为宝宝按摩。重要的是要感觉宝宝需要什么。有些宝宝因为分娩的过程还感到很紧张，在按摩之前，宝宝还需要一些时间去体会妈妈子宫之外的世界。同样也有性急的新生儿已经清醒，并且很好奇地想要去探索这个世界。这样的宝宝在开始探索周围环境之前还需要安

在你给宝宝按摩之前先让你的双手温暖起来。

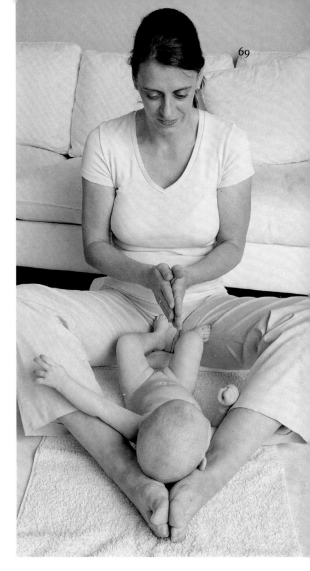

安静静地睡一觉。而安静的按摩可以为宝宝提供帮助。

轻柔地开始

有的父母害怕按摩会让宝宝感觉疼痛。这种想法是不正确的：其实小宝宝并不像我们通常想象的那样脆弱。但是，在宝宝刚出生的前两三个月还是应该轻柔、小心地给宝宝按摩。日后你也可以使用轻柔按压的按摩手法，以及有节奏地为宝宝的深层肌肉层进行按摩。虽然更为有力的印度式按摩能够让宝宝真正得到放松，但是在按摩之后宝宝通常会感到饥饿和疲倦。不过大多数的宝宝很喜欢这样的按摩，因为小心翼翼或者不确定的触摸会使宝宝感觉到不安全。

注意宝宝的个性化需求

有些宝宝不喜欢光着身子，或者不喜欢仰卧。那么你可以在按摩时用棉或者丝盖住宝宝，或者让宝宝的小肚子贴着你的腿。如果你自己的心情不好、焦虑或者疲惫，那么最好下次再给宝宝按摩。

什么情况下不应该给宝宝按摩

在宝宝发烧的时候禁止给宝宝按摩，请不要给患有黄疸或者炎性皮肤疾病的新生儿按摩。对于已经超负荷的新陈代谢来说，进行额外的刺激励非常不利的。如果刚刚给宝宝喂过奶或者喝过水，也请不要给宝宝进行按摩。

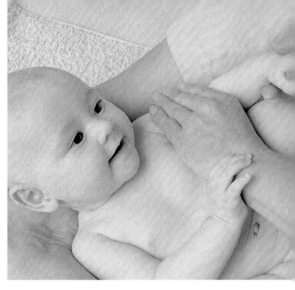

144

在宝宝感觉疲倦还是兴奋的时候给宝宝按摩

　　早上适合给宝宝进行力度较大、手法较快的刺激性按摩。而在晚上则可以用较小的力度，温柔地在宝宝身体上抚摸按摩。请观察你的宝宝，并根据宝宝的喜好进行按摩。

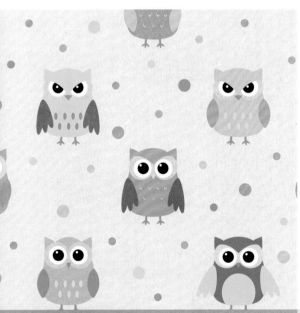

145

最好的按摩时间

　　你的宝宝应该是醒着的，并且吃饱了。最好不要在刚给宝宝喂奶后立即给宝宝按摩。在洗完澡之后非常适合给宝宝按摩。重要的是要有一个安静的环境，并且请腾出足够的时间陪伴你的宝宝，全身心地关注他。请做好所有准备（打开加热器、准备好按摩油、柔软的垫子、干净的尿布和衣服），这样你就不必中途中断按摩。

146

良好的前提条件

　　注意保持室内温度。在整个按摩过程中你的宝宝都是光着身子的，如果宝宝感觉到冷，那么即使是最好的按摩也不会让他感到舒适。此外，请注意你的指甲不能过长，并且在给宝宝按摩前请将手表以及首饰摘下。

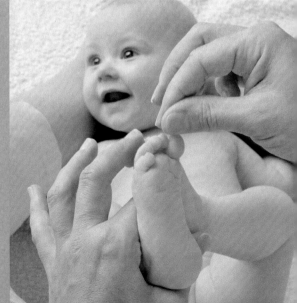

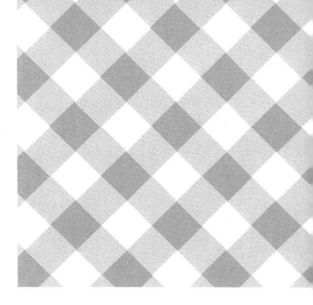

147

应该使用哪种按摩油

最合适的是芝麻、杏仁、葵花籽油以及霍霍巴油蜡。最主要取决于按摩油的质量。由于宝宝的皮肤还很娇嫩，在按摩的时候按摩油可以快速地渗入到宝宝的皮肤组织深处。因此，特别建议在宝宝刚出生的第一个月中只使用冷榨的有机基础油为宝宝按摩。请不要添加香精油或者其他香料。对于宝宝来说，妈妈的气味和香味是重要的沟通渠道，不应被其他气味所遮盖。

使用婴儿按摩油蜡代替按摩油也能够起到很好的作用：在一个双层的铝杯中放入高品质的蜡油混合物，通过燃烧灯芯使蜡油混合物融化。从杯口中将经过适度加热已变为液体的混合物按照所需的量倒在手中，并立即涂抹到宝宝的皮肤上。如果宝宝患有神经性皮炎，则可以使用特殊的油脂按摩油，例如，月见草油或大麻籽油可以缓解宝宝的病痛，舒缓瘙痒的痛苦。

148

给宝宝按摩时应持续多长时间

可以根据宝宝的喜好来决定按摩时间的长短，只要宝宝接受并感觉舒适，你就可以持续给宝宝按摩。有时按摩几分钟宝宝就感觉满足了，而有时他却想要更长时间地享受按摩。非常重要的是，为新生儿按摩的时间不应超过 5 分钟，年龄大些的宝宝按摩时间最多不超过 25 分钟。

149

婴儿按摩课程

在婴儿按摩课程中你可以向具有专业资质的老师学习不同的按摩技术。你可以了解到按摩的节奏和速度，以及不同年龄阶段的宝宝应该进行哪种按摩。而且，你还可以在此类课程中结识其他的妈妈，并能够在愉快的环境中进行交流。

助产士、儿科护士、理疗医师以及大多数的家庭教育中心和社区学院也会提供婴儿按摩课程。你可以在网上找到有认证资格的按摩课程老师以及提供婴儿按摩课程的助产士的地址。

宝宝的衣服

宝宝的衣服就像是他的第二层皮肤，所以是非常重要的。在购买时应注意选择不含有害物质的材料，而且在使用新衣物之前最好清洗两遍。这样可以确定宝宝的皮肤不会接触到化学材料，例如，防水材料以及类似材料。

在出生之前，宝宝处在一个其健康成长所需的环境中：持续的温暖、安全的边界，以及充足的活动空间，这些为宝宝提供了第一次触觉体验。现在你需要让宝宝在新的环境中像在妈妈肚子里一样感觉到舒适。婴儿衣物的首选材料是能够让宝宝的皮肤呼吸的自然纤维。根据季节和宝宝的保暖需求可以给宝宝穿纯棉或者混合棉、毛或者丝质衣物。每种材料都有优点：棉质衣物易于护理且耐用；毛质衣物的保暖性强；丝质衣物的温度调节好，特别适合于敏感皮肤。如果你不仅想选择对宝宝皮肤好的衣物，而且还想要为环境保护做出贡献，那么你可以选择由经过认证的有机植物，或者经过认证的有机畜牧品制成的纺织品，其中不含有害健康的化学物质，并且以人道方式对待动物。

初生婴儿必需品清单

刚出生一周的宝宝需要：

- 六件棉质哈服；
- 六件连裤衣或者连脚连裤衣，最好带按扣；

- 六件毛质或者棉质的长袖衣服；
- 两件薄毛衣；
- 两顶毛、棉或者丝质的薄帽子；
- 两双小袜子和一双毛或者皮质的小鞋子用于保暖；
- 一件外出用的夹克；
- 一个睡袋（根据季节不同选择保暖型或者轻薄型）；
- 一条小毯子，用于包裹宝宝，或者给宝宝盖着；
- 根据季节准备一双连指手套、一条围巾、一套冬季套装、一顶遮阳帽。

151

在宝宝刚出生时不要购买太多的衣物

针对刚出生宝宝的身长你只需要购买几件衣物，因为你肯定会收到几套连体衣和其他的礼物。大多数的婴儿衣物最小尺码为50，然后有56、62、68以及其他尺码。对于一个身长为60厘米的宝宝，合适的连体衣尺码为62。由于宝宝长得非常快，所以在选婴儿衣物时最好选稍大一点儿的。现在不同的制造商生产的婴儿衣物尺码也有所不同，所以有可能身长为60厘米的宝宝穿一件尺码为56的连体衣还很合适，但是穿上应该最适合他的、尺码为62的毛衣却突然感觉很小。

152

便利性是关键

大多数的宝宝特别不喜欢有东西套在他们的头上，或者在穿衣服或者脱衣服时使他们不得不"藏起来"，即使时间很短。因此，哈服或者连体衣都非常实用，在尿布区域有按扣。上身的按扣不应在背部，而是最好在肩部，因为这样就不会硌到宝宝。时尚的婴儿牛仔裤是完全不必要的，而且会妨碍宝宝踢腿。

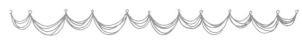

153

防过敏洗衣粉

洗衣粉中除了含有活性物质（表面活性剂）之外，在大多数情况下还含有会刺激敏感皮肤的香料、漂白剂、酶和防腐剂。但是，真正对洗衣粉过敏的情况还是非常少见的。首先，你可以使用平时使用的洗衣粉。如果你的宝宝皮肤很敏感，那么最好换成无味的"防过敏"洗衣粉。在清洗宝宝衣物时不建议使用柔顺剂，因为其中所含有的香料会长时间留在衣物中。在最后的洗涤过程中也可以在衣服中加入一杯水果醋来替代柔顺剂使衣物变得柔软，还能够冲洗掉剩余的洗衣粉。

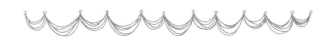

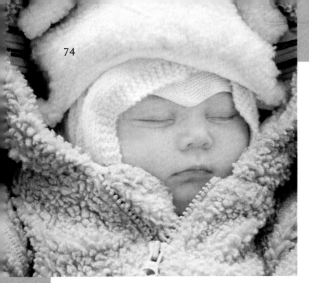

155

良好保护

　　新生儿会从头部流失很多热量，因为与身体其他部分的表面相比，头部未受保护的区域更大。给宝宝戴一顶轻薄的毛丝混合帽子可以防止热量流失，即使是在室内。但是，目前建议，在宝宝睡觉的时候应取下帽子，这样在宝宝的体温过热时可以通过头部进行调节。但是，有的宝宝会感觉头顶有东西不舒服。那么在室内时可以不给宝宝戴帽子，但是在户外，即使是不喜欢戴帽子的宝宝也需要好好地保护起来：帽子可以防风、御寒或者遮阳。如果天冷或者有风，那么请务必给宝宝戴一顶可以遮盖住耳朵的帽子。

156

寒冷季节的穿衣小提示

　　婴儿以及小宝宝对寒冷的反应特别敏感，因为宝宝自身的热量调节还没有或者尚未完全起作用。此外，还没有足够厚的油脂可以在冬季保护宝宝的皮肤。特别是，与身体其他部位相比，新生儿的头部面积特别大，并且只有很柔软的头发可以遮盖，所以对寒冷的反应特别敏感。耳朵和手也特别容易冷。因此，请注意充分遮盖住这些身体部位。一顶毛帽子和一双暖和的手套都是宝宝冬季衣物的重要组成部分。在内衣外面给宝宝穿上一件羊毛摇粒绒制成的外套或者连体衣也能够很好地抵御寒冷。

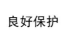

154

现在是夏天，宝贝

　　在夏天，不要给宝宝穿太少也不要穿太多，不要吹穿堂风，并且不能让宝宝照射过多的紫外线。通常，宝宝在夏天时可以穿一件短袖的棉质哈服，外面穿一件轻薄透气的裤子，或者穿一件棉质的连体衣或内衣。长袖衣服以及长裤可以使宝宝敏感的皮肤免受紫外线照射。请选择轻质的材料，例如，轻薄的棉或者丝。请注意你的宝宝怎样会感觉最舒适，并且经常触摸宝宝的脖子，测试宝宝的体温。此外，在夏天请一直给宝宝戴一顶（轻薄的）小帽子。

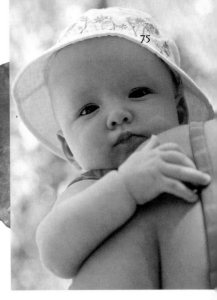

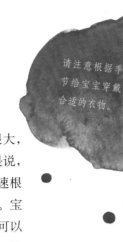

请注意根据季节给宝宝穿戴合适的衣物。

157

按照洋葱皮原则给宝宝穿衣服

特别是在冬天，如果室内外温差很大，则建议使用这种经过证明的原则。也就是说，尽量给宝宝多穿几层衣服，这样可以快速根据所在地点的温度增减宝宝所穿的衣服。宝宝最外面一层的衣服应该是最暖和的。可以根据温度轻松穿上或者脱下的小毛线衣、裤子、毛衣，这些衣物都很实用。

158

请特别注意患有神经性皮炎的宝宝

如果你的宝宝患有神经性皮炎，请在选择宝宝衣物时特别注意以下几点：

- 衣物应柔软舒适。接缝处不能够摩擦皮肤，并剪掉标签。
- 请主要购买浅色的衣服，因为其中含有的染料较少，并且未经过防褪色处理。
- 请注意按扣应尽可能不含镍，并且额外有棉质的粘条。
- 衣物的剪裁应具有良好的通风透气性，这样就不会蓄热，并且不会使高温对皮肤造成额外刺激。衣服也不应过紧，不应有硬扣。
- 请不要给敏感的宝宝直接穿动物纤维的衣物，例如，初剪羊毛。因此，请给宝宝穿纯有机棉制成的衣服：从种植到植物纤维加工，直至衣物生产都不使用有害物质，可以防止衣服中的残留物造成

过敏反应。同时，天然的棉质材料透气性很好，并且非常柔软。可以确保宝宝的皮肤环境健康，防止出现不舒适的瘙痒感觉。

- 最近还有一些制造商为满足这一需求提供由镀银超细纤维制成的衣物，但是价格也非常高。
- 洗衣剂残留物也可能会引起皮肤反应。荧光增白剂以及香料通常是引起过敏反应的主要原因。所以，使用有机洗衣剂并且放弃使用柔顺剂可以有效地避免这种危险。

宝宝的小王国

几个月之后，你的宝宝就开始会爬了，这时活泼的宝宝特别想要去探索这个世界。在开始的时候请注意婴儿房中的所有器具都应合适小宝宝，安全且尽可能耐用。这样你可以节省不少钱。

就算你已经花费了很大精力精心布置好了婴儿房，但是事实上，宝宝在刚出生的第一年还不需要自己的房间。你很快就会发现，比起作为宝宝生活和游戏的房间来说，婴儿房更大的作用是作为存放宝宝用品的"仓库"。因为你的宝宝最喜欢一直待在你的身边。如果你暂时还没有婴儿房也完全没有问题，你可以在你的衣柜中为宝宝的衣物腾出一块位置。如果你没有地方放置尿布柜，那么可以在浴缸上固定一个婴儿护理台。你也可以将婴儿床放到你的房间。

家具：质量非常重要

建议使用经过天然油或蜡处理的实木家具。由刨花板或胶合板制成的贴皮家具都采用了胶合剂，而大部分的胶合剂会挥发甲醛或其他呼吸道毒素。当然，实木家具的价格会比较高，但是更结实耐用。而且，如果你计划多生几个宝宝，那么还是很值得购买一套实木家具的。也有很多人出售二手的婴儿家具。可以伴随宝宝一同"成长"的家具是非常实用的。比如，移除尿布柜上的婴儿护理台，那尿布柜就可以作为普通的柜子用来给宝宝装玩具。还有只需要几个简单的步骤就可以将婴儿床改装成没有护栏的儿童床，并且可以一直让宝宝用到上学。在使用新家具（包括婴儿车）之前请先放置几天通风去味。

159

儿童床最主要是安全

与身体的其他部位相比，婴儿以及小宝宝的头部还过大，也过重，所以小宝宝非常容易大头朝下跌出床外。为了防止宝宝掉下床，应及时让宝宝睡到带有护栏的小床上。但是有无数种儿童床可以选择！而应该选择哪种儿童床主要取决于你的喜好，以及广告宣传。"GS"安全认证标记代表经过安全测试，而金色的"M"标记则表示耐用，耐用性以及对健康的影响应该列在第一位。

请特别注意小床的安全性，也就是说质量和加工处理：不得有尖锐的棱角或者凸出的尖角部分。护栏的间距最大不得超过6厘米，这样宝宝既不会卡在里面也不会从护栏中间滑到地上。油漆或釉必须耐得住宝宝唾液的侵蚀。高品质、稳定的小床是宝宝健康睡眠的基础。对于高度可以调节的小床，在达到最高位置时，床垫和护栏上边沿之间还至少应有30厘米的距离，最好是在最低位置时还有至少60厘米的距离。这样如果宝宝对什么都感兴趣，却总想要越出界时，也可以使用小床。

无有害物质的床垫

这一点同样重要。应使用不含有害物质的床垫，对于过敏体质的宝宝不要使用羊毛或者马毛床垫，床垫应固定在床框中，使得宝宝躺在床垫上下沉不会超过2厘米。

在妈妈身边特别好

有一种可以靠在父母的床旁边的婴儿床，非常实用，但是价格比较高。或者你也可以选择高度可调节的小床，将一边的护栏拆掉，靠到父母的床旁边。

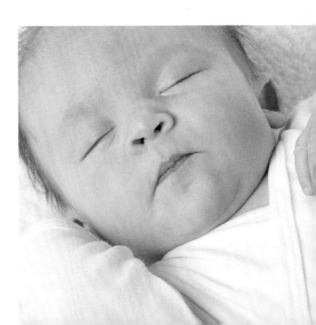

160

额外的热度

在给宝宝换尿布、洗漱、沐浴时，原则上环境温度应保持在22℃至24℃。宝宝在出生后的第一个月还不能够自己调节体温，而且体温很快就会下降。加热器可以让宝宝不被冻着，对于春天或者夏天出生的宝宝也是一样。在安装加热器时应注意，不能让宝宝接触到加热器或者拉扯到电线。应注意加热器的质量和安全认证，最好带有防碎片及溅水保护功能。还有一点虽然不是必要的，但是非常实用，那就是自动断电功能。

161

宝宝白天待在哪里

新生儿白天都待在摇篮车里，有的父母在宝宝还很小的时候也会将摇篮车作为宝宝晚上睡觉用的小床。带有轮子的摇篮车非常实用，可以从一个房间推到另一个房间。你可以一直让宝宝在摇篮车里睡觉，直到宝宝开始会坐。而在宝宝会自己翻身之后就不要让宝宝睡在传统的摇篮里了。

162

购买二手婴儿用品是一个很好的选择

购买二手的衣物、婴儿床不仅可以省钱，而且环保，对宝宝的健康也有益，因为用过的婴儿衣物中化学残留物较少。此外，我们不需要像使用全新的家具或者婴儿床那样放置很长时间用来"散味"。

跳蚤市场有各种各样的婴儿用品，通常在春季或者秋季会有这样的市场，你可以留心注意一下。在分类广告和网络上也经常可以找到几乎全新的儿童用品。而且你也可以问问身边已经有年龄稍大孩子的邻居或者朋友。

儿童汽车座椅

在选择二手儿童用品时，有一种物品需要特殊注意，那就是儿童汽车座椅，只有在你能够确定该座椅足够安全，并且符合最新的安全标准时，才能够使用。

163

检查尿布台垫子的质量

尿布台垫子通常是由塑胶制成的，非常实用，因为很容易清洗。但是塑胶垫子中经常会含有有害物质，如果让宝宝的皮肤直接接触尿布台垫子，有害物质会很快通过敏感的皮肤进入到宝宝身体内。所以请购买经过检测的垫子，特别是不要含有PVC（聚氯乙烯）。PVC中含有有机锡化合物和有害的增塑剂，会导致皮肤过敏。因此，在购买时请选择带有PP（聚丙烯）或者PE（聚乙烯）标记的尿布台垫子，因为这种塑料中通常不含有增塑剂。在每次给宝宝换尿布时最好在尿布台垫子上再额外铺上一块毛巾，比起凉凉的塑料这样会让宝宝感觉更舒适。此外，还可以避免让宝宝娇嫩的肌肤直接与可能含有有害物质的材料接触。

请注意一直待在尿布台旁边！

请绝对不要让你的宝宝在无人看管的情况下躺在尿布台上，就算只有短暂的几秒钟！如果宝宝开始会翻身了，这样会特别危险，可能会使宝宝严重受伤。

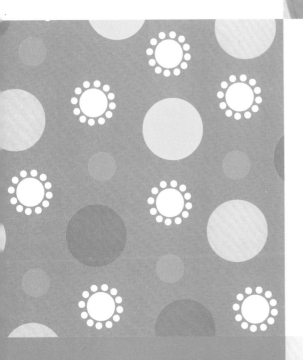

最好为宝宝准备爬行垫

白天可以将宝宝放在爬行垫上，而不是让他待在婴儿摇椅上。宝宝在婴儿摇椅上得保持一个不自然的姿势，不能够自由活动，而且会压迫宝宝的脊椎。如果你已经购买了婴儿摇椅，那么请只偶尔短时间地给宝宝用一下，而不要让宝宝长时间待在摇椅里。

重要的爬行阶段

爬行（请参阅第 182 问）是训练宝宝运动技能的重要阶段，你的宝宝在游戏的过程中学习如何相对应地活动他的小胳膊和小腿。这主要训练了左右半脑的协调性，是下一阶段宝宝学习语言的重要基础。

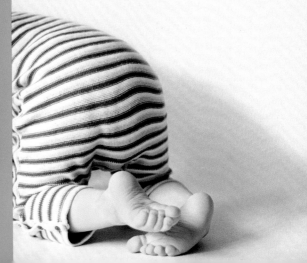

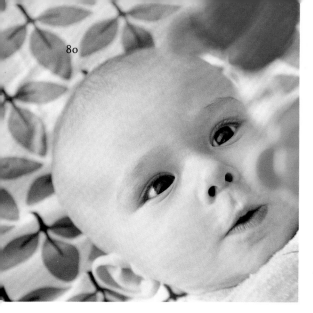

择给宝宝唱歌，而不是给他玩具。尽量多和宝宝有身体上的接触，哄宝宝睡觉，经常把他抱在怀里，并且定期给宝宝做按摩。而且，请让宝宝按照自身自然的速度成长发育。

168

有意义的玩具很有价值

宝宝会感知到周围环境给他的所有印象，而感官刺激的质量会对他的成长发育有很大影响。请选择由自然材料制成的简单玩具，这样不会给宝宝的感官造成负担，而且能够轻柔地刺激宝宝的感官意识和创造力。请让宝宝尽量多接触不同的材料，这样可以训练宝宝的感官意识：这个东西是硬的还是软的？蓬松的还是光滑的？暖的还是凉的？这样不仅可以让宝宝感觉有意思，而且还能够通过游戏的方式为宝宝的成长发育提供支持，让宝宝在游戏中了解生活。

166

适合爬行的宝宝

爬行垫的尺寸至少应为95cm×130cm，最好为100cm×140cm，或者更大，这样宝宝就可以有足够的活动空间。

但是，在购买爬行垫时请不要只关注价格，更重要的是注意质量上的差异。但是，"高价"并不总代表高质量。通常，防滑爬行垫的外套大部分是棉质的，现在基本上都经过有机纺织品标准检测，填充物基本上都是由聚酯制成的。在购买儿童爬行垫时请务必注意，爬行垫要可以机洗，并且可烘干。

167

宝宝需要玩具吗

在宝宝刚出生的前几周和几个月中还不需要玩具，否则会给宝宝太多刺激，而宝宝还不能对此进行辨别。这时你可以选

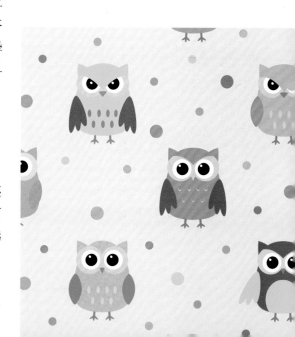

建议为宝宝准备的第一批玩具

- 木制摇铃
- 可爱的布娃娃
- 毛毡球
- 木质或者织物玩具
- 触感布
- 小汽车

169

玩具也需要注意安全

当然，玩具不仅要有意义，而且要安全。请不要给宝宝玩带有锋利棱边、尖角或者可能吞食的小部件的玩具。

有独立的专家可以对儿童以及婴儿玩具的安全性、适合性、无有害物质情况进行检查。

170

你的声音比所有八音盒都有价值

比起八音盒，你的歌声对宝宝来说更美妙！你可以伴着儿歌集的 CD 一起唱，就算你不是每个音都唱得很准，对宝宝来说你的歌声也绝对比最伟大的歌唱家还要美妙！和宝宝说你现在正在做什么，或者看到了什么，让宝宝经常可以听到你的声音，并尽量多重复给宝宝唱歌，和宝宝说话，以及背诵诗歌给他听。宝宝需要这样重复，以便于对事物产生印象，并且发现背后的过程。然后宝宝很快就会试着去模仿他所听到的、所经历的事情。如果你给宝宝朗诵读物，那么请吐字清楚，慢慢地有韵律地进行朗读。

171

找到节奏

只有让宝宝在一个感觉被保护、很安全的环境中，他才会忘记周围的世界，安静地进行游戏。结构化的日常安排可以让宝宝更容易感受到现在要做什么事情了。因此，从开始的时候就请规划好固定的休息、睡觉、游戏以及吃饭时间。

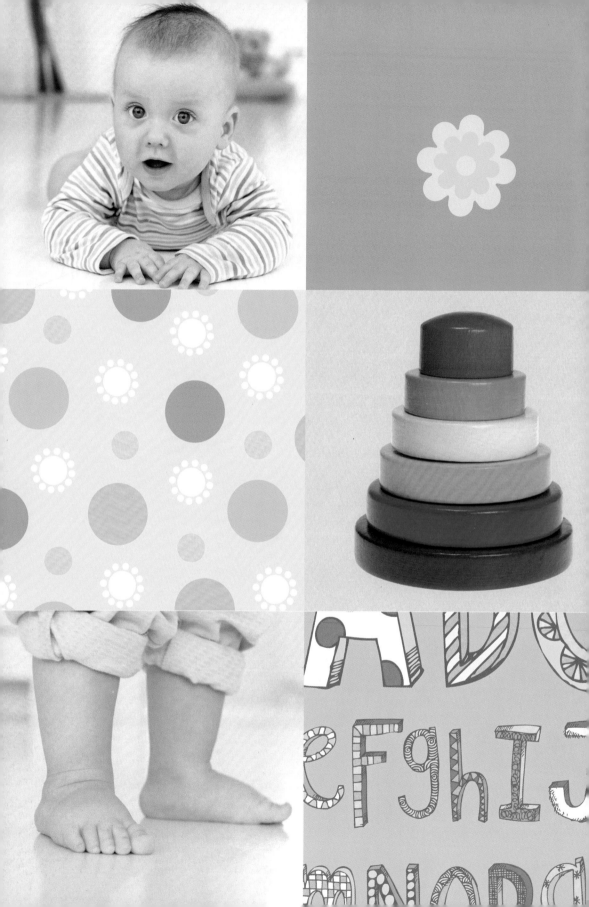

宝宝的成长发育

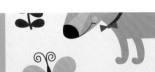

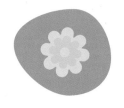

身体发育

宝宝的成长发育受很多因素影响，例如遗传基因、环境、性格、日常经历以及很多其他因素。请不要因为宝宝的成长发育情况与标准化的发育日历不同而感到不安，请让宝宝按照他自己的速度有步骤地发育。

令人感到惊奇的是，刚出生的新生儿就已经能够看到和听到周围发生了什么！新生儿能够看清距离他脸部20到30厘米距离的事物。宝宝之所以能够看清这个范围内的事物，是因为这正好是妈妈给宝宝喂奶时，宝宝的头部和妈妈的脸庞之间的距离。此外，成年人和孩子之间面对面交流时通常直觉会保持这个距离。对于新生儿只能够识别出黑色和白色的假设是不成立的，在刚出生时，虽然宝宝还不能十分清楚地看到周围的世界，但是他们已经能够识别出颜色、形状和图案了，他们最喜欢看到人们快乐的脸庞。

感官接受

宝宝的听觉在妈妈的子宫里就已经得到了发育，特别是对较高的音域（成人在和宝宝进行交流时通常会提高音域），宝宝能够有很好的听觉反应，并且能够识别出说话的人。宝宝刚出生时就可以分辨出妈妈和其他人的声音。你是否知道，宝宝最喜欢的颜色是暗红色？这也难怪，因为光透过妈妈的腹部照到子宫中的颜色就是紫红色色调。因此，许多家长在选择婴儿床顶时都会选择宝宝熟悉的紫红色，这样可以让宝宝有安全感。

发育阶段

按预产期出生的宝宝几乎会在同一时间出现一些成长发育的苗头，如果宝宝突然比以前爱哭闹、醒着的时间更长，或者更经常感觉饿，并且寻求更多的身体接触，都是宝宝成长发育的信号。这时，不仅宝宝的身体会发育，活动力（爬行、学习走路……）以及智力也在发育。在经过发育阶段之后，宝宝的身体得到了平衡，他们又开始爱睡觉了。

什么时候开始？

在宝宝出生的第一年里，最重要的发育阶段大约在宝宝出生后第八周。

- 两餐之间的间隔时间变短，宝宝不再满足于原来的奶量，并想要吃更多的奶。
- 在第十二到十三周时，宝宝终于不再睡那么多觉了，现在宝宝需要更多活动，并且，如果你没有在他身边，他总是想要知道你在做什么。
- 从第十七到十八周开始，宝宝明显开始对周围的世界更好奇了，比如，他们开始把所有能够到的东西往嘴里塞。
- 从第七个月开始，宝宝会开始对周围发生的事情非常感兴趣。他们会表现出快乐、生气以及好奇，这时宝宝会对妈妈的食物越来越感兴趣！

每个宝宝的发育情况各不相同

非常重要的是，父母需要知道，虽然每个健康的宝宝在一定的时间段内都会经历确定的发育阶段，但是每个宝宝在什么时候、以什么方式发挥他的能力都是各不相同的。对于宝宝在什么时候能够做什么的说法都只是一个大致的提示。几乎没有宝宝是完全按照计划发育的，每个宝宝都有自己的喜好：有的宝宝说话早，但是不善于活动；而有些宝宝不喜欢吃饭，但是在游戏中却十分有创造力。

请保持淡定

在熟人圈子中，到处都有这样的宝宝，据说他们四周就会自己翻身，半岁的时候就会叫妈妈，八个月就会走路了。千万不要因为这些而感到不安！比如，你可以这样幽默地解释："我们的女儿可以流利地说四种语言，只不过很可惜，我们听不懂……"

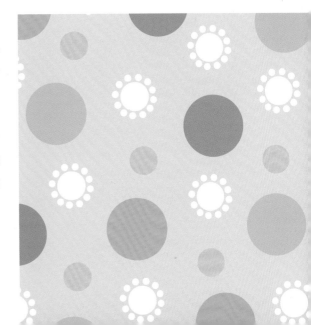

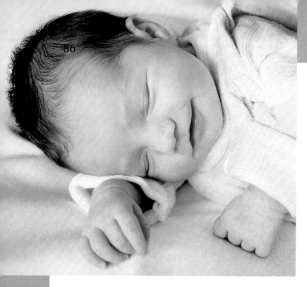

绘制发育曲线

在世界健康组织的网站上可以免费下载儿童成长测评软件互动程序"WHO Anthro"（只有英语版），根据体重和身高计算宝宝的个人成长发育曲线。网址为 www.who.int/childgrowth/software。

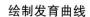

用嘴巴来探索世界

除了皮肤之外，嘴巴是宝宝最重要的感觉器官。他们通过把所有东西都塞进嘴里，并且又吸又舔来感受周围的环境，并学会进行识别：一个东西是凉的还是热的，是光滑的还是粗糙的，是软的还是硬的。没有其他器官可以像嘴一样能够让宝宝尝出各种不同的感觉。虽然为了宝宝的健康成长应在一定程度上注意卫生，但是并不需要给所有东西进行消毒，只要每个月给宝宝喜欢舔吸的小宠物在洗衣机里洗个澡就可以了。其他大多数儿童玩具也会随着时间推移有所磨损。最迟到宝宝会爬的时候，很可能土啊、草叶啊，甚至是蚯蚓都会被宝宝塞进嘴里。但是请不要担心，此时宝宝的免疫系统已经足够强大，可以不受到伤害。

在宝宝爬行的年龄段需要谨记

避免让会爬的宝宝接触到一切小块的东西，也包括所有可以吃的大块食品，以防宝宝在吞咽时被卡到。

天使的微笑

宝宝在出生的第一周就已经有了天使般的微笑，大多数发生在宝宝睡觉的时候。大约在第六周的时候，宝宝会第一次有针对性地冲你微笑。这对于所有父母来说是能够让他们感到无比幸福的充满魔力的一刻。

儿科医生检查宝宝的身长以及体重

在进行预防检查时，儿科医生会检查宝宝的身长和体重，并将测定的数值以发育曲线的形式填写到预防手册中。如果你的宝宝明显比他这个年龄的宝宝重或者大，医生会通知你，并继续观察宝宝。对于母乳喂养的宝宝还有一条特殊的发育曲线，可以从第18页进行了解。

176

检查头部和颈部异位

如果你确定你的宝宝前几周只喜欢向一边转头，比如，睡觉时总是向左转，那么请让医生对宝宝进行检查。也许你的孩子有所谓的斜颈问题，这是由斜跨颈部侧面的肌肉过短造成的。这种肌肉过短的情况会导致异位，并且喜欢偏向身体另一侧。导致这种情况的原因可能是子宫空间狭小、难产（也可能是剖腹产），在极少数情况下可能是因为脐带缠绕造成的。请有意识地让宝宝朝没有问题的一面躺，并通过医疗体操为宝宝进行治疗。

KISS 综合征

"颈椎发育异常引起的平衡障碍"指的是上颈椎区域异位。这种病症与斜颈一样是由于分娩时对宝宝头部的压力造成的，经常发生在剖腹产、多胞胎分娩、产钳分娩或者吸引术分娩中。有此症状的宝宝会经常哭闹，头大多是斜的，在睡觉的时候也一样，因此宝宝还很软的颅骨通常会有一边变形。一般在哺乳时会格外明显，宝宝会拒绝吸吮一侧的乳房，有时会出现吮吸困难的情况，或者想要持续吃奶。经常会出现吞咽困难、吐口水或者呕吐的状况。患有 KISS 综合征的宝宝颈部通常非常敏感。他们喜欢伸展身体，胳膊和腿的活动经常会不协调。如果你发现你的宝宝有这样的症状，请咨询你的助产士或者儿科医生，并尽快进行治疗。

177

宝宝斜视，这正常吗

新生儿首先要练习协调眼睛移动，因此，在前四周不需要担心宝宝斜视的问题。宝宝逐渐学会同时用两只眼睛固定在一个焦点上，随后斜视的问题自己就解决了。但是，如果你的家人中有患有眼疾的人，那么请在宝宝七到八个月时带他去儿童眼科医生那里进行检查。如果在出生后第一个月一直斜视，或者在前半年经常出现斜视的情况，那么请咨询专家。

178

从一开始就对整个耳朵进行检查

为了能够以最佳方式对可能存在的先天性听觉障碍进行治疗，应在宝宝出生后前三天在诊所对宝宝进行听力筛查。宝宝会一生都感谢你的，因为，如果宝宝的听觉系统在出生后第一年不完全发育，那么会对其身体、智力以及精神发育造成严重影响。宝宝会失去好奇心和活力，变得越来越孤立。通过一项简单、无痛的测试：将一个小探头伸入到宝宝的耳朵里，制造轻轻的敲击声，健康的耳朵会对小振动引起的听觉刺激做出反应，由相连接的测量仪器进行记录。

179

俯卧和仰卧姿势交替

在宝宝还不会自己翻身的时候,不要让他整天只保持仰卧的姿势。如果宝宝能够自己支撑头部了(从三到四个月开始),你可以放心地让宝宝保持俯卧姿势,这样可以增强宝宝背部肌肉组织的力量。虽然现在不太建议在睡觉的时候让宝宝保持俯卧的姿势,但是,如果在宝宝醒着或者活动的时候,俯卧的姿势会促进宝宝翻身和爬。之后可以从这个姿势发展宝宝的坐、站以及走。如果你的宝宝不喜欢俯卧的姿势,你可以将毛巾卷起来,或者用一个哺乳枕垫在宝宝上半身下面。如果你躺在宝宝前面的地板上,并给他唱唱歌,或者和他一起玩耍,那么他很快就会觉得原来不喜欢的俯卧姿势其实也挺舒服的!

大约八个月的时候,大部分宝宝就可以自己坐着了。在此之前父母应耐心等待,不要让宝宝提前学坐。

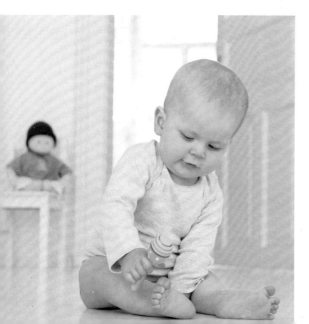

180

翻身历险记

与其他成长发育阶段一样,每个宝宝学会从仰卧变为俯卧的翻身时间也不一样。大多数宝宝在第五到第七个月学会翻身,在保持仰卧姿势的时候,宝宝的腿和屁股总是翻向一侧。有时他们会保持侧躺的姿势,特别是当他身体侧面有好玩的东西时!然后突然就会给你一个惊喜,身体翻转过来,小肚子向下,变成了俯卧的姿势。此外,最迟到十个月的时候宝宝就应该学会翻身了。宝宝通常在较早的时候就学会了从俯卧的姿势翻身变成仰卧的姿势。但是,大多数情况下,他们是通过转移身体重量以及重力作用翻身的,这还不是有意识的翻身。请为宝宝学习翻身提供帮助,你可以经常让宝宝在做游戏的时候光着身子,因为尿布和衣服会妨碍宝宝自然的运动欲望。

181

宝宝到时候就会坐了

请千万不要着急让宝宝学坐,要等到宝宝自己自主地学会坐,如果宝宝还不能够通过自己的肌肉力量坐起来,那么我们不能人为地让宝宝保持坐着的姿势。很多父母都会急着训练宝宝坐起来。但是,自然的成长发展顺序应该为:翻身—坐—爬—站—走。

许多过早学坐的宝宝根本就不爬,并且有些宝宝学习走路时身体很不协调。还有很多儿童时期的姿势损害都是和宝宝过早学坐有关。最好是让宝宝通过经常变换俯卧或者仰卧姿势完全自动地训练肌肉组织，以便于让他日后能够坐起来。

182

爬和跑起到有益的促进作用

运动是宝宝成长发育的发动机。能爬能跑对宝宝来说代表着他能够独立地根据自己的意愿直接与周围的人或物接触。如果他在探索之旅中能够按照自己的意愿前进，则会增强他的自我意识和自信心。请让你的宝宝独立地按照自然的方式学习他独特的运动模式。在爬的过程中，宝宝会同时活动身体两侧的胳膊和腿，这样可以对左右半脑的协调性起到重要的锻炼作用。但是也有的宝宝会直接跳过爬的阶段，而同样也有的宝宝只会向后爬。虽然短期来看并不需要担心，但是，

爬对宝宝的运动发育来说是一个非常重要的步骤。

完全不爬的宝宝通常日后会有运动困难。如果你发现宝宝在这一方面有明显问题，请咨询你的儿科医生。

请不要使用学步车！

儿科医生和骨科医生会建议你不要使用所谓的"学步车"等学步辅助工具以及婴儿学步吊带。学步辅助工具的作用与它的名字并不相称，它反而会阻碍并且延迟宝宝自然的独立站立以及前进的意愿。在学步车中，宝宝的脊椎和背部处于一种不良的、不符合其年龄的位置。此外，学步车还会有很高的危险性。同样不建议使用学步吊带，因为它和"学步车"一样会给宝宝的脊椎造成很大负担。请抓紧宝宝，让他在你的膝盖上跳，通过这种方式也能够和宝宝一起享受美好的"亲子时间"。

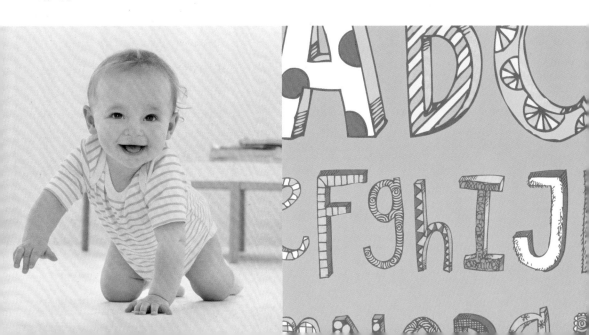

183

安全的成长

随着宝宝的活动能力越来越强，他的活动范围也越来越大，因此，需要确保宝宝在一个安全的环境中进行自由活动，不会发生危险。你应尽量比宝宝的成长发育阶段早一步做好准备，即使不能够完全排除可能存在的危险源，也请清除大部分有尖的物品。

移除危险物品

但是，你也需要向你的宝宝清楚明了地说明他可以做什么，不可以做什么。你必须学会根据宝宝的年龄阶段做出正确的评估，并且给宝宝画出边界。也就是说，如果你的宝宝开始会抓东西了，那么他就有可能会去抓热咖啡杯，只要他能够得到。请让会爬的宝宝在一个确定的范围内进行活动，并准备一个安全的地垫。如果宝宝能站了，他们会对自己附近的东西感兴趣。请将所有可能会伤到宝宝的东西移开，例如，所有小部件的物品，所有易碎和带尖的东西，以及所有你不想因为宝宝的探索乐趣而被损坏的物品。请在柜门、窗户、插座以及抽屉上安装儿童锁，这样可以确保宝宝不受伤，请保管好有危险的（以及"易损坏的"）物品。在花园里也请注意危险源，例如，花园里的桌子、有毒的植物或者周围的工具。

为宝宝准备的特殊抽屉

为了促进宝宝的智力以及运动技能发育，你不能什么都不让他做，你可以允许宝宝将客厅架子最底层的东西搬进搬出，但是只能放置一些没有任何危险性的玩具或者图画书。你可以将一些没有危险的塑料厨房容器放在橱柜最下层，宝宝可以打开以及关上抽屉，用里面的器具进行玩耍，而且不会因此而受伤。

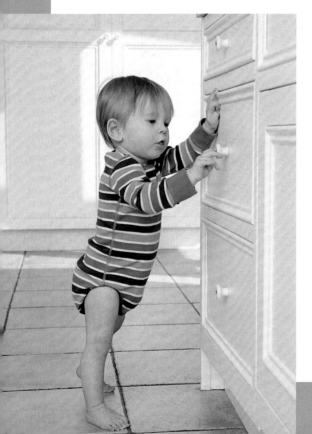

随着宝宝的活动力越来越强，你应保管好家里危险的物品。请为宝宝准备一个抽屉，让他可以随意翻找。

184

为父母提供的急救课程

很多城市的社区学院以及家庭教育中心都提供课程，教家长如何避免发生事故；也有特殊的儿童急救课程。

185

儿童家庭安全十项注意

1. 你需要一个结实的、够宽的尿布台，并且带有护边，有更大的空间，并可以降低宝宝跌落的风险，除此之外，还非常实用。

2. 请不要让宝宝自己待在尿布台、沙发或者其他较高的地方。

3. 请将热的液体以及物品放置到宝宝接触不到的地方。

4. 每次请将婴儿摇椅直接放置到地上。

5. 儿童床上应有护栏。床垫的高度应符合宝宝的成长发育情况。如果宝宝可以坐着了，那么应降低床垫高度，以免宝宝抓着横栏，从婴儿床上翻落下来。

6. 请定期检查安抚奶嘴是否有损坏的部分。

7. 请将小玩具或者其他宝宝可能会误吞的物品放置到宝宝接触不到的地方。请不要将玩具固定在婴儿床或者婴儿床上方的绳子上。

8. 在给宝宝洗澡之前请用手腕或者浴用温度计测试水温。

9. 在浴室里请不要让宝宝离开你的视线。

10. 应使用经批准的儿童锁盖住插座。

186

婴儿游泳提示

如果你的宝宝喜欢洗澡，而且喜欢待在水里，那么你可以尝试让宝宝参加一个婴儿游泳课程，但是这并不是要学习游泳，而是要为宝宝提供在水中的快乐感官体验。应在宝宝到了上学前班的年龄时，才根据其成长发育状况学习真正的游泳技能。对于小婴儿或者小宝宝来说，这只是让他们习惯接触水，在运动中发现快乐，并且可以接触到其他同龄的宝宝。如果你想要带宝宝参加这样的课程，那么请注意下列几点：

- 请无论如何等到你的宝宝能够持续将头抬起来并保持固定时再让宝宝参加婴儿游泳课程。

- 在很多婴儿游泳课程中，宝宝还需要潜水，而宝宝在第三至第六个月时会失去重要的呼吸保护反射能力，也称为潜水反射。此后在洗澡以及潜水过程中，婴儿会将水吸入肺里。所以，在报名之前请进行咨询，避免让宝宝参加潜水课程。

- 课程中的重要提示：请千万不要冻着宝宝，水温至少应为32℃，游泳时间最好不要超过二十分钟。如果宝宝的皮肤或者嘴唇发青，请立即让宝宝离开水池，用柔软的毛巾和带兜帽的浴袍包裹住宝宝，让宝宝暖和起来。

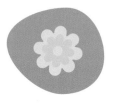

宝宝的智力和精神发育

每个宝宝都是一个小小发现者！请为宝宝自然的探索欲望提供支持，让他可以发现和探索世界，并通过游戏的方式在无压力的状态下启发宝宝发育成长。

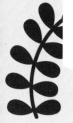

你并不需要通过复杂的学习计划来促进宝宝的成长，最好通过无压力的游戏方式来启发宝宝。如果你认真观察你的宝宝，很快就会发现他正处于哪个成长阶段，如果你发现宝宝在光着身子的时候更容易翻身，那么你就应经常在宝宝踢腿以及做游戏的时候脱下宝宝的尿布和衣服。如果宝宝开始往嘴里塞东西，你就可以让他尝试各种不同的材料。类似的事情还有很多很多。

通过简单的方式促进宝宝成长发育

过多的玩具和刺激会对宝宝形成负担。请注意，宝宝注意力集中的时间还非常短。在有针对性地和宝宝进行一些活动之后，宝宝就需要休息了。此外，你并不需要长时间和宝宝说话，或者总是让宝宝感到兴奋。如果宝宝需要休息，会非常明确地表示出来，他们会转身、哭闹、打哈欠或者揉眼睛。

188

布拉格——父母孩子早教课程

布拉格——父母孩子早教课程对于家长和宝宝来说非常棒。在课程中会教给父母如何和宝宝进行沟通交流，并通过示例说明宝宝是如何感知的，以及我们如何自己发明简单的玩具。在与同龄宝宝的接触中，可以开发小家伙们的社会能力。此外，布拉格——父母孩子早教课程可以促进父母和孩子之间的关系，而且让你有机会和其他家长交流经验。你可以从宝宝四到六周开始参加课程，这可以对宝宝一岁以前的成长发育起到积极的推动作用。家庭教育中心、儿童医院或者社区学院都会提供布拉格——父母孩子早教课程。你可以在布拉格——父母孩子早教课程协会的网站上进行初步了解：www.pekip.de（在德国、奥地利以及瑞士的地址）。

189

对宝宝每次哭闹的反应

哭是宝宝说明其需求的重要途径，宝宝会哭可能是因为饿了或者困了，想要休息，想要抱抱，或者让妈妈待在他身边。如果你对宝宝的哭闹快速做出反应，会给宝宝一个信号：我们就在你身边，我们会满足你的需要，并且关心照顾你，这会让宝宝感到安全和信任。宝宝会学着依赖你，并且感到舒适、安全和被爱。如果宝宝在哭闹时你没有做出反应，宝宝会感到不安，到一定时候宝宝会感觉表达他的需求是没有意义的事情，这对于宝宝健康的精神发育是不利的。

请待在宝宝身边

在经过忙碌的一天之后，宝宝可能会感觉疲惫，并且哭闹得比平时多，他只是以此来放松精神。请为宝宝提供一个安静的环境，让他自己哭一会儿，但是请待在宝宝的身边。

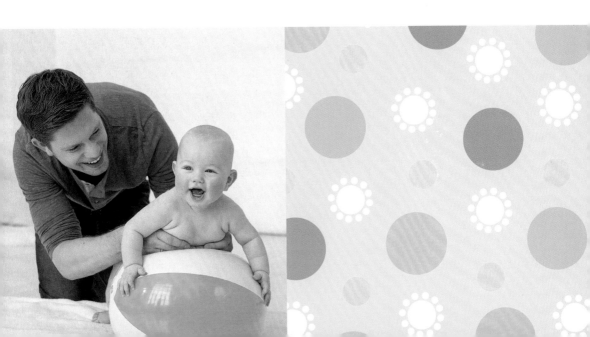

190

从什么时候开始对宝宝进行教育

在宝宝出生后前半年不需要对宝宝进行太多教育，你只需要了解和满足宝宝的需要。请关注你的宝宝，根据他的需要给他近距离的身体接触、关心和爱护。在出生后半年，你可以观察宝宝有什么不同的需求，你现在可以让宝宝学习有耐性（即使只是很短的时间）。也就是说，你不必在宝宝每次哭闹时立即来到他的身边，而是要让宝宝等一会儿。如果你仔细观察宝宝，很快就会发现，他什么时候是真哭（因为饿了或者困了，或者感觉不舒服了），而什么时候他只是有意哭闹，为了引起你的注意。如果宝宝因为他的玩具球第五次滚跑了而哭闹，那么你可以告诉他

"我马上就来"（但是要等一会儿再去！），而不是立即赶过去。

你是宝宝的焦点

宝宝出生后半年的教育是要激发宝宝尝试自己做一些事情，而不再是所有的事情都由你来为他做。这时宝宝可能会没有耐心并且困扰，这都非常正常。如果他发现妈妈没有立即帮他把球捡回来，他可能就会尝试自己去捡，这可能会激发他学会爬，事后会对他的表现感到无比骄傲。在婴儿时期的教育不要严厉，而是要让宝宝相信自己的能力，并自己战胜挑战。小宝宝主要通过模仿来进行学习。因此，家人之间应友好、相互关心、尊重，并且充满爱。

马上就能够到好玩的玩具了，你可以这样测试
宝宝的能力。

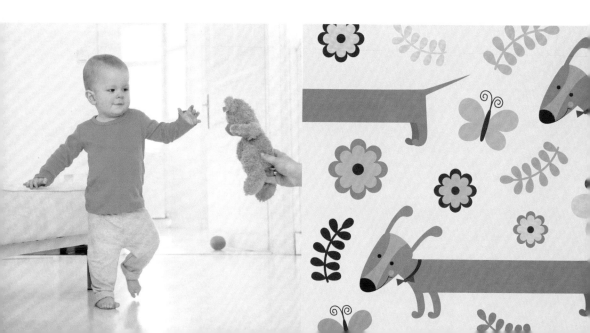

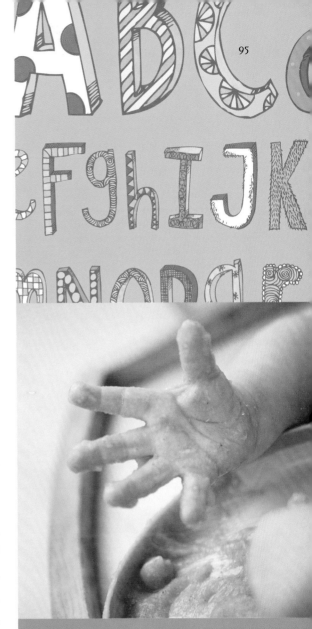

191

学习理解宝宝不同的哭闹

大约在六个月的时候，宝宝就会有意识地哭闹。请仔细听，大部分时候，在宝宝发出短暂且尖锐的哭声之后会安静一会儿，这是他在等你做出反应，科学家称这种有意识的哭闹为"有目的地哭闹"。

192

谨慎使用"不"字

在将近一岁的时候，宝宝虽然能够听明白"不"字，但是还不能真正理解它的含义。比如，你着急地说"不，你不能拿打火机，会烫到你的"，一岁以下的宝宝是不能够明白的，更不要说记住它。因此，最好事先将危险的物品收好，准备些其他东西让他玩，这样可以省去很多麻烦。

但是，这并不是说要将"不"字完全从你的语言习惯中去掉，只是因为在这样的情况下，宝宝不理解这个字的含义，以及禁止他做什么事的意义。不是完全不说，而是只在真正必要的时候再说"不"。这样宝宝从一开始就会发现，只有在确实非常严重的情况下你才会说"不"，来禁止他做某件事情。请在对宝宝说"不"的时候保持确定、严肃，如果你微笑着对他说"不"，宝宝是无法理解这个信息的。

193

应对宝宝的调皮

你经常会发现，宝宝总是做一些出乎你意料，甚至是激怒你的事情。如果发现宝宝正在拉扯窗帘，或者把食物弄得到处都是，这代表他正在探索他的世界，如果你这样想，则更容易接受一些令人抓狂的情况。

194

定时用安抚奶嘴让宝宝放松

使用安抚奶嘴或类似物品的历史几乎和人类的历史一样久远。直到现在，大部分父母在宝宝出生的第一个月仍会给宝宝使用安抚奶嘴，但是，在宝宝的吮吸能力得到稳定、有规律的发展之前，请不要给宝宝使用安抚奶嘴。而且，也不要宝宝一哭就给他安抚奶嘴让他安静。不过，定时给宝宝使用安抚奶嘴可以让父母和宝宝感到放松，比如带宝宝一同外出时。通过定时使用安抚奶嘴可以让宝宝习惯不持续进行吮吸。

195

两岁左右时请戒掉安抚奶嘴

请不要忘记，越经常让宝宝嘴里含着安抚奶嘴，越会对宝宝发展微笑、牙牙学语，以及健康的语言开发能力形成限制。因此，最好在宝宝两周岁的时候就不要再用安抚奶嘴了。告诉宝宝，作为补偿，善良的小仙女会给他留下一个小礼物。请给你的宝宝准备一个奖励，并和他一起为他已经是一个大孩子，不再需要奶嘴了而感到高兴。如果宝宝错过了这个戒掉奶嘴的时间，使用安抚奶嘴的时间过长，那么从宝宝两岁起，下颌和上颌就会严重变形。这经常会导致牙齿错位、反复性耳鼻喉感染、言语障碍和蛀牙。

196

安抚奶嘴比拇指强

吮吸是宝宝的基本需求，宝宝在妈妈的子宫里就开始吮吸拇指，后来练习在妈妈的乳房上进行吮吸。宝宝随时都可以吮吸拇指，并且可以自己决定吸多久。但是，长期吮吸拇指会导致更为严重的牙齿错位以及下颌变形。拇指的灵活性不足，结构上也不那么适于吮吸，而且比起硅胶或者乳胶制成的结构合适的奶嘴，会对上颌造成更大的压力。如果你确定宝宝需要吮吸拇指才能够安静下来，那么请尽早给宝宝准备适合下颌的婴儿奶嘴。好的安抚奶嘴应该有柔软的扁平奶嘴，以及狭长的垫板，用于减小下颌和嘴唇的压力。高品质的奶嘴有三个不同的型号，适用于一至六个月、六至十八个月，以及十八个月以上的宝宝。

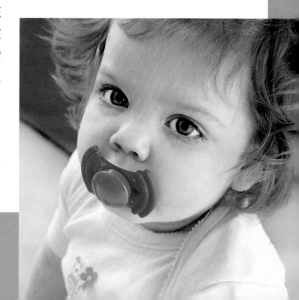

认生是一个重要的成长步骤

大多数的宝宝会在第六到第九个月开始认生，有些宝宝开始得比较晚，并且持续的时间会比较长。认生阶段的开始受宝宝的性格以及经验影响。请不要为宝宝认生而感到担忧，与此相反，这是一种有益的保护。在这个年龄阶段，宝宝的好奇心越来越重，并且开始会爬、会站，并且尝试学习走路。由于认生，宝宝会寻找周围熟悉的人，并由此来确定紧密的关系。如果宝宝认生，则说明宝宝正处于一个重要的情感发展阶段，他能够分辨出熟悉的人和陌生人。即使是我们成年人，比起陌生人也是更喜欢和熟悉的人在一起，你的宝宝也是如此。

请务必认真对待宝宝发出的信号，并且做出亲切的回应。此时，你的宝宝特别需要你在他的身旁，并给他安全感。请不要强迫宝宝和其他人接触，而是应将认生的宝宝抱在怀里，为他创造一个安全的距离。这样可以让宝宝在被保护的安全距离下好好观察陌生人。因为孩子是好奇的，所以当他从一个安全的位置偷偷观察一会儿，就会按捺不住想要与人接触了。

197

陌生的亲人

宝宝从大约九个月开始才会正确地分辨熟悉和不熟悉的人。当然，之前可能就有祖父母、其他亲戚或者热心的邻居短时间帮忙照顾过你的宝宝，通过经常的接触已经让宝宝有了安全感。为了让宝宝完全信任对他来说还很陌生的人，例如保姆，你需要在开始的时候陪在宝宝身边，并且和他一起度过很长一段时间。只有在建立起重要的亲密关系之后，你的宝宝才能独自和这个人在一起。通常宝宝会发出非常明确的信号，他们会和陌生人保持距离。请尊重宝宝的意愿，他最终会完全自愿地与他人接触的。

198

电视对宝宝来说是禁物

电视机对于宝宝来说没有任何益处，即使是和父母一起坐在或者躺在电视机前。这会对宝宝造成非常强烈的感官刺激，他们还不能够对快速变换的、闪烁的图像，以及未知的声音进行处理。电视会导致宝宝焦躁不安、恐慌烦躁，或者造成睡眠问题，从长远角度来看，看电视甚至会严重影响宝宝的成长发育。此外，宝宝会非常准确地发现，父母在看电视的时候会将注意力从他的身上移开，因此，在看电视的时候你和你的宝宝都不会感到彼此之间的亲密。请在较大的兄弟姐妹，或者其他家庭成员看电视的时候将宝宝抱到另外一个房间。请不要整天开着电视机，这样对谁都不好。

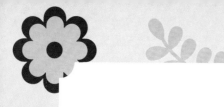

睡吧，睡吧，我的宝贝！

入睡、熟睡、继续睡觉，睡觉几乎是新生儿父母最主要的话题。因为宝宝需要通过睡觉来支持他健康成长。而照顾宝宝的父母也急需睡觉来恢复体力。

在40周的孕期中，宝宝的身体和精神与你紧密相连。而此时，如果让宝宝自己在一个房间里睡觉，他会感觉很不习惯。在宝宝刚出生的几周，妈妈应该和宝宝待在一起，不论白天还是晚上。因此，我们建议，要么让宝宝睡在爸爸妈妈的床上，要么将婴儿床放在你的卧室里。这样会让宝宝安静下来，并让他有安全感。

宝宝在父母的卧室里

让宝宝和爸爸妈妈睡在一个房间里，这对父母来说也是非常方便的，如果宝宝醒了，你立即就可以听到，宝宝不需要哭很久，爸爸妈妈才会做出反应，如果宝宝并没有真的睡醒，那么给他吃几口奶，他就会继续睡了。而疲惫的父母也可以很快重新入睡。

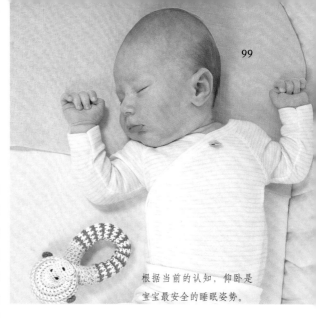

根据当前的认知，仰卧是宝宝最安全的睡眠姿势。

200

一起睡的好处

让宝宝有自己独立的床，这是现代社会的发明。以前都是习惯让宝宝和父母睡在一张床上。现在这种方法也会让宝宝感觉到安全和信任，宝宝能够听到爸爸妈妈的呼吸，可以闻到爸爸妈妈的气味，这让他们感到安全可靠。此外，如果宝宝紧挨着妈妈睡，也很方便妈妈给宝宝喂奶。如果你决定让宝宝和爸爸妈妈一起睡，那是一个非常好的决定（请参阅第4问）！

201

让宝宝更安全地睡眠

虽然进行了很多的研究，但还是不能明确说明婴儿突然夭折的原因。许多父母都对此感到非常恐惧。因为一直没有完全清楚出现这种情况的原因，所以还没有能够保证避免出现这种厄运的方法。但是，根据当前的了解，下列措施能够起到很好的预防作用：

🐛 原则上不要在宝宝所处的环境中吸烟，吸烟是引发突发性夭折的重要风险因素。在宝宝尚未出生，还在妈妈子宫里的时候，就应避免让宝宝待在有烟的环境下。

🐛 晚上让宝宝睡在父母的床上，或者将宝宝的小床放在父母的卧室里。

🐛 在睡觉的时候让宝宝保持仰卧的姿势，让宝宝睡在一个适合他身长的、到腋下位置的睡袋里。

🐛 根据目前的知识标准，请不要让宝宝用俯卧的姿势睡觉。在睡觉时，侧卧的姿势也不好，因为婴儿还不能够很稳定地侧卧，很容易就会变成俯卧的姿势。而相反，仰卧的姿势可以将风险降低一半。

🐛 避免让宝宝过热或者过冷。在睡觉的时候，室内温度应保持在18℃至22℃，宝宝的手可以凉，但是脚要保暖。

🐛 在宝宝睡觉的时候不要给他盖太厚的被子，也不要给宝宝使用热水袋，只有在一定条件下才给宝宝使用羊毛毯子（请参阅第202问）。也不要把宝宝的周围围起来，因为这样会影响空气流通。

🐛 除了被子之外，在床上也不要放枕头、毛绒玩具以及类似物品，因为这可能会使宝宝窒息。

🐛 应选择购买不会产生螨虫的床垫、衣物以及睡袋。同样这些物品也不能含有释放性有害物质。

🐛 请定期彻底给宝宝睡觉的房间通风。

🐛 如果宝宝使用安抚奶嘴，也应选用在睡觉时也可以使用的安抚奶嘴。

🐛 母乳喂养同样也可以降低突发性夭折的风险。

202

使用羊皮垫的限制条件

在婴儿床上使用羊皮垫是导致突发性夭折的一个危险因素，因为它在不利条件下会导致温度过热，特别是当宝宝用俯卧的姿势睡觉的时候。让宝宝用仰卧的姿势睡觉就不会有危险，这时羊皮反而会有平衡温度、调节热量的作用。如果让宝宝睡在羊皮垫上，那么就不要再额外加一层毯子，羊皮加合成纤维毯的组合会导致热量无法散发。对于在羊皮垫上睡觉的宝宝来说，睡袋是首选。在购买婴儿羊皮垫时请务必注意选择高品质的羊皮，因为便宜的产品中可能含有有害健康的物质。请不要使用铬鞣皮，并且注意"植物鞣剂"的提示。此外，适合婴儿使用的羊皮垫应特别柔软，羊毛要短，这样才是适合婴儿和小宝宝使用的舒适、安全的垫子。

203

适合睡觉的室内温度

宝宝白天睡觉时的室内温度应为18℃到20℃，晚上温度应稍低一些，最好在16℃至18℃。请注意，在宝宝的婴儿床附近不能有穿堂风，请定期进行通风。干燥的热空气对宝宝不好。如果你想要（或者必须）在卧室使用暖气，那么最好在下午（通风之后）就打开暖气，并且在上床睡觉之前关掉暖气。

204

避免宝宝夜间出汗

许多新生儿夜间手会冷，但是，新生儿小手的温度会比他的体温低。只要宝宝的脚和颈部还是温暖的，那就没有问题。相反，你需要注意，夜间不能让宝宝流汗。虽然大部分情况下并没有什么伤害，但是除了有可能会导致突发性夭折之外，也可能会导致某种心脏疾病或者维生素D缺乏。如果宝宝全身发冷，则应采取自然的补救办法，给宝宝穿上暖和的衣服，并给宝宝用一个较厚的睡袋。

205

几乎整天都在睡觉

新生儿每天平均睡大约17个小时，或者更多。虽然他们每隔一段时间会因为饿了而醒一下，但是随后马上就又会满足地继续睡了。新生儿睡这么多觉，是大自然明智的安排，因为妈妈在产褥期也需要休息，以便于恢复体力。请享受宝宝睡觉的时间，善待自己，让自己也打个盹。

对睡眠的需求在不断变化

新生儿持续睡觉的阶段很快就会过去了，大约三个月之后，宝宝的睡眠时间会减少到15个小时，到一岁的时候，宝宝每天大约睡14个小时。但这是平均值，每个宝宝对睡眠的需求也不一样。有的宝宝每天需要睡20个小时，而有的宝宝则只需要睡14个小时。不论你的宝宝比同龄的宝宝睡得多或者少，都完全没有问题。

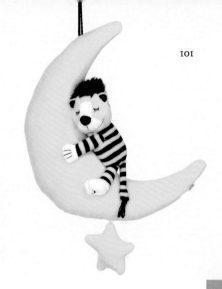

206

慢慢发现昼夜节律

新生儿还无法识别出白天和夜晚的差别。因此，宝宝晚上醒着想要吃奶是非常正常的。如果你从一开始就通过轻柔的方式明确告诉宝宝一天的时间，那么你的宝宝很快就会发现自己的睡眠节奏。晚上给宝宝喂奶时要使用柔和的灯光，说话的声音也要小。最好不要和宝宝玩，也不要给他毛绒玩具。在喝完奶之后马上放下宝宝。如果宝宝没有得尿布疹，那么晚上也不必给他换尿布（如果宝宝睡着了，也不必把他弄醒来换尿布，就让他安静地睡吧）。这样大部分宝宝可以明白，晚上的时间是用来睡觉的，并且会延长他们的睡眠时间。

207

宝宝的晚安仪式

你需要自己发现，什么样的入睡仪式能让你和你的宝宝感到愉快！不论你是向星星道晚安，还是和宝宝一起听八音盒、唱一首歌，或者做祷告都可以。重要的是以同样的方式结束每一天，并由此让宝宝知道，现在是睡觉的时间了，夜晚开始了！但是请不要做得太过了，晚安仪式的时间不应超过半个小时。

尽早开始

越早开始对宝宝进行你自己独特的入睡仪式越好！你可以从一开始就有意识地将这样的仪式作为一天的结束，这是一种预防日后宝宝出现睡眠问题的重要方法。最迟到宝宝一岁的时候就应确定一种晚安仪式。

持续进行

尽管你自己可能觉得比较单调无聊，但是请在孩子整个幼儿时期持续进行这种晚安仪式，这种反复的节奏和日常习惯能够让宝宝感到安全和可靠。这样的晚安仪式可以成为宝宝日常生活的一个坐标。

爸爸也可以一起做

在开始的时候，宝宝因为吃母乳（很多宝宝也通过吃奶粉）而和妈妈更为亲近，非常依赖妈妈。而晚安仪式正好为工作繁忙的爸爸提供了一个可以参与宝宝日常生活的机会。

208

最好的睡眠时间

最好在宝宝困了，但是还没有特别困的时候让宝宝睡觉。每个宝宝表现想要睡觉的方式和方法都不同。请注意观察你的宝宝，然后找出宝宝是如何向你发出"我困了"的信号，那么下一次宝宝再揉眼睛、打哈欠或者啼哭的时候你就可以知道，现在是让宝宝睡觉的最佳时间。入睡仪式可以让宝宝做一个好梦。

209

请安静！

如果你发现你的宝宝已经非常困了，那么你可以直接把宝宝放到他的小床上。现在对于宝宝来说摇晃或者唱歌都是多余的，因为他只想安静地睡觉，并且觉得任何活动都是在打扰他睡觉。请你设想一下，你现在非常疲惫，这时来了一个人，在睡梦中摇晃你，给你唱歌，可能还会小声地和你说话，你也会觉得受打扰了，对吧？

210

睡前吮吸能帮助宝宝入睡吗

在吃奶时宝宝会享受近距离皮肤接触，这通常会让他们感到安全，然后就会安心地入睡。但是，如果宝宝晚上吃完奶了还总想继续吸妈妈的乳头，那么请你在宝宝吃完奶之后将他从胸前移开，并把宝宝放到他的小床上，让他睡觉。如果宝宝表示抗议，那么

你可以轻轻抚摸他，或者在他耳边低语，让宝宝知道，你不会离开他。此外，你可以给他一个布娃娃，并一步一步地让宝宝习惯于晚安仪式，这样就能够确保宝宝晚上可以安静、甜美地睡觉了。

211

应该在宝宝还醒着时就把他放到床上吗

如果你能在宝宝还醒着的时候就把他放到床上，让宝宝在床上入睡，而不需要你再把他抱起来，这当然是最好的。可以让宝宝自己表示一会儿不满，直到他渐渐入睡。你可以待在宝宝身边，等他睡着。在你的身边宝宝会感到安全，然后更安心地入睡。但是，有的宝宝如果在醒着的时候就把他放到床上，他会哭得撕心裂肺，因为他不想自己睡觉。当然，你可以再把宝宝抱起来，安慰、抚摸、摇晃他，帮助他入睡。

212

身体接触和在宝宝身边

有的宝宝在入睡时特别需要妈妈，在背巾里（请参阅第 286 问）宝宝会感觉安全，可以听到妈妈的心跳，感觉到妈妈的温暖，可以在轻柔的摇晃中安心入睡。

如果你晚上抱着宝宝哄他睡觉，请尽量少变换姿势，因为经常变换姿势会让宝宝无法安静下来。

213

襁褓

为了不让新生儿在"广阔的世界"中感到迷茫，他需要可以触摸到的边界。传统的襁褓包裹方式可以让宝宝感到温暖和安全，既能让宝宝感觉到周围的边界，又不会太挤，这和在妈妈子宫里的感觉相似。四至五个月以下的宝宝都适合使用襁褓的包裹方式。这对经常会焦躁不安、爱哭闹、很难入睡，以及经常会肚子痛的宝宝特别有用。对于经常会哭得昏天黑地的宝宝来说，襁褓是一种重要的治愈措施，可以同时让父母和宝宝得到放松。

这样做

- 在哄宝宝睡觉时，用一块绒布或羊毛布巾（大约80cm×80cm）轻轻地包住宝宝，让宝宝的胳膊固定在身体两侧，但是腿可以随意活动。重要的是要相对紧地包裹住宝宝的上身，因为这样宝宝就不会因为不受控制的胳膊活动而醒过来（莫罗反射或拥抱反射是宝宝的保护性反射）。千万不要让布盖住宝宝的脸。

- 根据室内温度，通常情况下在用布巾包裹住宝宝时，不需要再额外给宝宝穿保暖的衣服，一般穿一件薄内衣就可以了。

- 你的助产士会很愿意向你演示重要步骤，在网络上也可以找到一些提示。

襁褓包巾

你可以用襁褓包巾替代布来包裹宝宝，有各种不同品牌的襁褓包巾可供选择。但是，与用布包裹宝宝最明显的不同是，用襁褓包巾不能很紧地包裹住宝宝，宝宝的胳膊还可以自由活动。所以，对于特别焦躁不安的宝宝来说，常规的襁褓包巾不是特别合适。他们需要的是一个大小合适的、带魔术贴搭扣的"全身襁褓包巾"，可以达到固定包裹的效果。最好选用由透气的天然织物制成的襁褓包巾。

在包裹时主要应注意包紧宝宝的上身和胳膊。

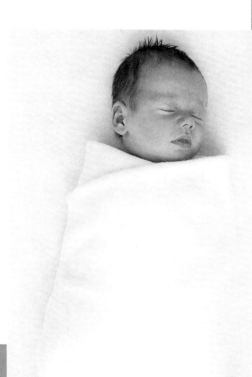

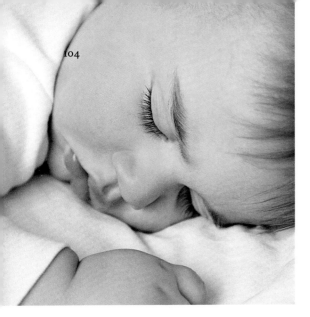

请有些耐心，只有很少的宝宝在六个月的时候就能够熟睡。

是。如果你的宝宝快一岁了，但是还不能够熟睡，那么也请你不要担心，而且，即使你的宝宝本来已经可以熟睡了，但是也可能因为正处于成长期、长牙或者生病时期又会经常起夜。"熟睡"并不是说你的宝宝整晚都不会醒，它的意思是说，宝宝在晚上可以不间断地睡上七个小时。如果你的宝宝大约晚上八点开始睡觉，在凌晨三点时饿醒，给他喂完奶之后，宝宝又会一直睡到早上六点，那就说明你的宝宝已经可以熟睡了。

214

有梦睡眠阶段

你也许已经注意到，宝宝在睡觉的时候会转眼睛。这很正常，这说明宝宝正处于所谓的有梦睡眠阶段。这一睡眠阶段也称为 REM-睡眠（Rapid Eye Movements = 快速眼球运动）。在宝宝出生后的第一个月，宝宝入睡后通常很快就会进入有梦睡眠。有的宝宝在这个"令人兴奋的"睡眠阶段不仅会转眼睛，而且还会叹气、轻轻地自言自语，这些都非常正常，完全不需要担心。

215

宝宝从什么时候开始可以熟睡

对于这个问题没有一个统一的答案，因为宝宝的发育情况不同，所以在这一点上也有不同的表现。我们经常会听说或者从书中读到，宝宝从六个月开始就会熟睡了。一部分宝宝是这样的，但是也有一部分宝宝并不

216

学习熟睡

在半岁的时候，有大约三分之一的宝宝会熟睡，到了一岁的时候，则大约有一半的宝宝会熟睡。和学说话或者学走路一样，学习熟睡是一个重要的成长发育阶段，每个宝宝都会有自己的节奏。此外，宝宝是否能够熟睡并不像传说的那样与晚餐相关，有的宝宝在半岁的时候就可以熟睡了，而有些同龄的宝宝每天晚上要吃很多次奶。这两种情况都非常正常。到了一定的时间，你的宝宝也会开始熟睡的，这和你的宝宝晚上吃了什么或者喝了什么，以及吃了多少并没有关系。

217

睡眠时间纯粹是习惯问题

在刚出生的第一个月，宝宝还不需要有固定的睡觉时间。大约在宝宝半岁左右的时候，你可以逐渐地引入有规律的睡觉时间，包括白天。重要的是建立起日常作息节奏，让宝宝能够体验到睡着和醒着之间的转换。请尝试在同一时间和宝宝做游戏、散步、唱歌等，通过仪式让宝宝感觉到规律性和安全感。随着时间的推移，你的宝宝也会养成有规律的睡眠习惯。

218

逐步改变睡眠时间

宝宝在白天睡得越多，晚上就会睡得越少。有的家长说，他们的宝宝早上醒得非常早，而中午和下午都需要睡很久。这是一个恶性循环，我们只能逐步改变它，而不是期待从今天早上直接就发生变化，每天午觉的时候稍微早一点儿叫醒宝宝，直到他能够在下午的时候只睡一会儿，晚上会睡得比较久为止。

219

睡眠规划有意义吗

睡眠规划只适合于一岁以上的宝宝。如果你想要使用这种严肃的规划，你不仅需要有坚定的决心，还需要有非常强大的神经，因为你必须要能够承受宝宝长时间持续的哭闹。你事先必须清楚，你和你的宝宝是否想要或者能够经受住这些。

屈服原则

所有根据"不管宝宝，让他哭"的方式进行的睡眠规划都是在向宝宝展示权威性和地位，让他知道什么是对他好。但是，宝宝的认知发展还不能够接收以及处理父母的这种信息。这种方法的支持者认为，所有的孩子都可以通过这种方式学习睡觉。这看似好像是一种宝宝"学习"睡觉的方法，但其实并不是，因为看起来是对宝宝有益处，但其实是宝宝屈服了，他放弃了有人会来安抚他的希望。你应仔细考察和权衡，是否要在儿童教育中采用这种严格的方法。

220

专家提供真正的睡眠规划

如果你的宝宝持续存在睡眠问题，那么你应听取睡眠医疗中心的专业建议。你可以在德国睡眠研究及睡眠医学会的网站中（www.dgsm.de）找到相应的地址。

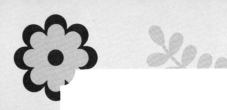

"宝贝别哭！"——爱哭的宝宝

对于宝宝来说，哭是传达他不适的重要方式，你应该学习正确理解宝宝的救助信号，并对此做出有意义的反应。如果宝宝总是哭，那么请务必寻求专业人士的帮助。

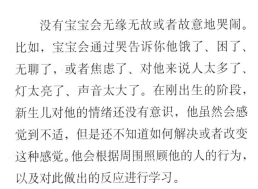

没有宝宝会无缘无故或者故意地哭闹。比如，宝宝会通过哭告诉你他饿了、困了、无聊了，或者焦虑了、对他来说人太多了、灯太亮了、声音太大了。在刚出生的阶段，新生儿对他的情绪还没有意识，他虽然会感觉到不适，但是还不知道如何解决或者改变这种感觉。他会根据周围照顾他的人的行为，以及对此做出的反应进行学习。

时间因素

你慢慢学习正确理解宝宝的求助信号，感受他的需求，并且做出相应的反应，宝宝也会随着时间的推移哭得越来越少。研究表明，大约有三分之二的宝宝到第四个月的时候会哭得越来越少，但是也存在有的宝宝学习得快，有的宝宝需要稍长一些时间的情况。虽然这并不容易，但是请多些耐心。

宝宝哭得过多有很多原因

哭得特别多的宝宝可能是因为不能够处理环境中大量的刺激，他们可能很易怒，而且不容易平复他们的情绪。因为爱哭，自然的睡醒节奏发展会延迟，通常对父母的安抚反应也不大。有些宝宝过度啼哭是因为产前焦虑，或者在分娩时受到外伤而导致的。而有些宝宝则是因为肚子痛以及疝气才会持续哭闹。为什么有的宝宝这样，而有的宝宝又那样，这和宝宝的性格、身体状况、所处环境以及生活条件有关。

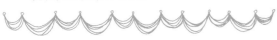

221

请务必寻求专业人士的帮助

如果你的宝宝一直哭闹，你应立即寻求专业人士的帮助。如果你不听取专家的意见，通常会形成恶性循环，宝宝会越哭越多，父母会感到身心疲惫，从而对整个家庭产生负面的影响。请先让儿科医生对宝宝进行检查，看看宝宝哭闹是不是因为身体的原因，如果排除了宝宝身体上的问题，那么新生儿及小婴儿的父母应听取专业咨询机构的建议。

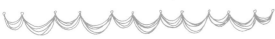

222

注意宝宝发出的信号，并做出合适的反应

你如何学习怎样才能更好地理解宝宝的哭声？请注意观察宝宝对你所采取的措施做何反应，并给予他相应的反馈。比如，在包裹宝宝时（请参阅第 213 问），如果你确定在将宝宝包裹起来时他会更安静，但他的眼神看起来还有些疑惑，一直蹬着他的小腿，那么你可以给他这样的反馈："嗯，你还不太了解襁褓，这对你来说是一样新的东西，是吧？但是，我觉得你很喜欢踢腿，这样可以让你放松。"你的宝宝由此可以学会，除了哭闹之外以其他完全不同的方式和反应与你进行沟通和交流。

相信自己的直觉

请尝试使用类似的方式了解宝宝的其他需求，随着时间的推移，你会越来越了解宝宝所发出信号的含意。如果你能够理解宝宝通过他的行为想要表达什么意思，你会更容易对宝宝发出的信息做出有益的、正确的反应。专家认为，在一开始，父母和宝宝之间的交流和沟通是人类作为父母的直觉。父母可以由此变得敏感和细致，很快就会自己"解读出"宝宝需要什么，不需要有什么特殊的能力。在宝宝的日常生活中有很多机会和合适的情况可以了解、观察宝宝，并对他的健康成长形成影响。

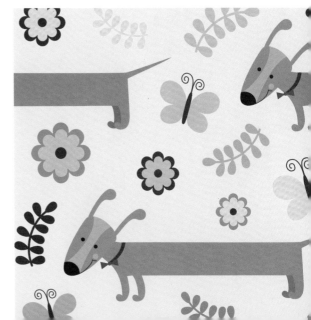

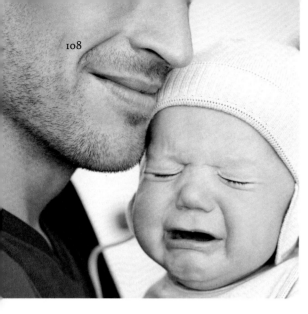

请抱起哭泣的宝宝，让宝宝感觉到你的心跳，这会使他安静下来。

223
身体接触能够让宝宝安静

刚出生几周的宝宝的父母经常会反映，宝宝大都会在晚上哭闹很长时间。在刚开始的时候，宝宝通常在晚上都会不安，他们需要非常多的身体接触、关注、温暖和照顾。他们还不能够自己独处，无法自己安静地在他们的摇篮或者小床上入睡。如果你发现你的宝宝有这些问题，你可以尝试一下，也许你的宝宝在你的腹部或者爸爸的胸膛上会更容易入睡。这样宝宝能够听到你的心跳，感觉到你的呼吸和体温，并能够闻到你身上让他安心的味道，这让宝宝感觉可靠和安全。你也不用担心你的爱会宠坏宝宝，相反，这样可以增强他生命中的信任感。

224
像在妈妈的肚子里一样

如果你确定抱着宝宝会让他变得安静和放松，你不必担心这样会宠坏你的宝宝！你可以尝试使用背巾，这样能让你更省劲儿（请参阅第286问），宝宝觉得在背巾里和在妈妈的子宫里感觉相似，在这种温暖和安全的怀抱中，大多数不安静的宝宝会感觉非常舒适。而这样还可以解放你的双手，并且使你的背部感到放松。

225
检查温度

新生儿还没有形成稳定的热平衡性。请检查宝宝是否足够温暖，想象一下，你在双脚冰冷的情况下是否能够很好入睡？

226
写日记

如果你的宝宝经常哭闹，一家人整天都要围着他团团转，那么你最好写一份"宝宝哭闹日记"，通过它更好地安排一天的时间。你可以通过日记记录在一周的时间内宝宝在什么时候哭闹，哭闹的时间有多长。这样你也可以确定你这一天都做了什么，而你的宝宝是如何反应的。然后你可以根据日记试着找出宝宝在什么样的情况下会感觉更好。比如，中午的时候宝宝在背巾中睡得更好，那么你可以在午睡的时候带宝宝一起散步，安静的环境和新鲜的空气对你和宝宝都有益处。再比如，宝宝在晚上洗完澡之后哭闹的时间特别长，那么你最好尝试将洗澡的时间移到早上，并且只用毛巾简单给宝宝洗洗澡。

可以让宝宝尝试并适应一天的节奏以及不断重复的仪式。这样可以让你的生活逐渐恢复正常，并且对你的宝宝和你都有益处。

227

通过人际关系网来减轻你的负担

在非洲有这样一句谚语："教育一个孩子需要一整个村子的人。"意思是说，如果父母需要支持和帮助，那么所有人都会提供帮助。最好是有固定的、值得信赖的人来帮助你。在我们的生活中很少存在像谚语中所说的那样一个村子的人一起拉扯大孩子的情况。现代村落的名字叫作人际关系网，你可以找到人帮你哄哄哭闹的宝宝，带他去散散步，或者抱他一会儿。请让你的朋友、亲戚帮助你，如果在此期间你能够休息一会儿，请不要感到内疚。这对你非常有好处！此时你感觉到身心疲惫，谁也不会埋怨你的，而且，你以后一定会有机会回报帮助你的人。

228

喝茶治疗疝气

止痛剂（镇静剂）对宝宝有很大的副作用，所以不要给宝宝使用，包括顺势疗法药物也只有在经过有经验的顺势疗法医生仔细观察后才能够使用。一项以色列的研究证明，连续七天使用由洋甘菊、甘草、马鞭草、茴香、柠檬香蜂草叶做成的凉茶可以缓解由于疝气引起的哭闹。非常值得一试！你可以在药店购买这些药草进行混合。

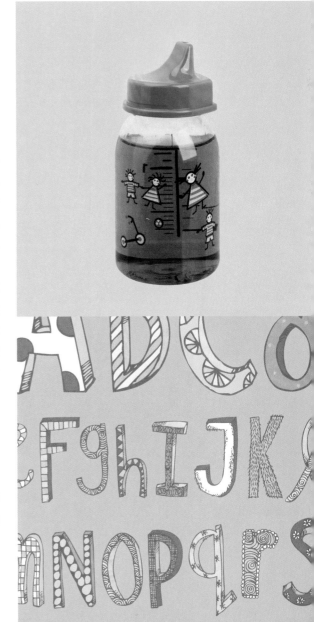

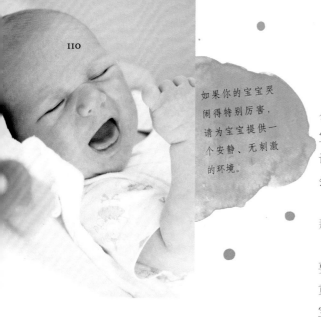

如果你的宝宝哭闹得特别厉害，请为宝宝提供一个安静、无刺激的环境。

229
为爱哭闹的宝宝提供帮助

如果宝宝每周至少有三天会哭闹超过三个小时，并且持续超过三周，专家称这样的情况为"过度哭闹"，即所谓的"三法则"理论。即使你的宝宝"只"哭了两个半小时，或者这种情况"仅仅"持续了两周。这不是由时间决定的，而是由家庭受影响的程度来决定宝宝是否有过度哭闹的问题。

自我调节受损

许多爱哭闹的宝宝除了经常大哭之外，还有睡眠以及成长问题。儿童和青少年精神病学家将过度哭闹视为所谓的调节受损，也就是说，宝宝不能够或者很难根据其成长发育状况，调节集中注意力和自我平静、睡眠和清醒、饮食和消化、哭闹和舒适之间的转换。他们不能够发出明确的信号，因为总是哭闹，所以父母不能够确定他们发出的信息。同时，宝宝的父母也总是问自己，他们做错了什么，为什么他们的宝宝不开心。爱哭闹的宝宝和他们父母之间的沟通交流也受到影响。请不要怀疑，通过一些练习，你很快就会学会如何和宝宝进行对话。

那么，你到底应该做些什么呢

首先，请不要对你的宝宝（和你自己）要求过高，不少家长因为宝宝的哭闹而不堪重负，无奈之下，他们采取的办法不是让宝宝安静下来，而是给宝宝更多的刺激，抱着他、给他唱歌、和他说话、抚摸他、给他喂奶、和他做游戏……甚至有的时候会把所有这些都做一遍。如果宝宝哭了，请不要连续尝试过多种方法转移宝宝的注意力以及平复他的情绪。否则，你的宝宝会受到太多的刺激，哭闹得更厉害了。你最好能够为宝宝准备一个"安静的"环境，而八音盒、小汽车、毛绒玩具或者带图案的床单、颜色鲜艳的儿童家具，以及类似的物品都会给哭闹的宝宝带来过多的感官刺激。

230
其他平复情绪的措施

为了平复哭闹宝宝的情绪，你还可以找找到底是什么让你的宝宝感到紧张：

他是因为环境太混乱、噪音太大所以才哭？那么请让来拜访的客人声音小一些，关掉一直响个不停的收音机。

❋ 你的宝宝在无限制的环境中感觉迷茫？那么请将宝宝包裹在襁褓中（请参阅第213问），或者背巾中（请参阅第286问）。

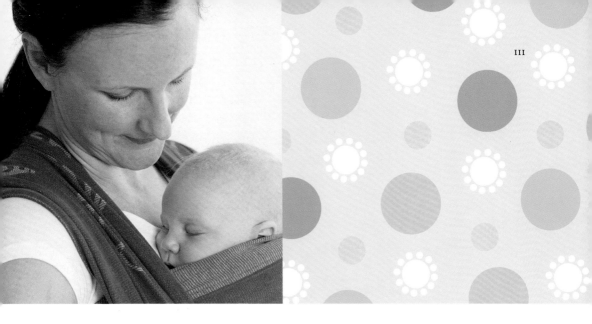

III

宝宝在背巾中会感到安全，并且容易安静下来。

- 如果感觉宝宝受到过多的感观刺激，那么为了让他能够更好地睡觉，你也可以把房间变暗。
- 请尽量尝试采用固定的睡觉–清醒时间，始终保持一致的日常生活节奏。
- 同样重要的是你自己也要好好休息，你的宝宝会非常准确地感受到你的压力、不安以及愤怒。
- 有时，其他人可能会比精神紧张的父母更容易让哭闹的宝宝安静下来。你可以让祖父母、兄弟姐妹或者朋友照顾你的宝宝。你可以稍微休息一下，好好享受一下安静的时光。请学会表达你的具体要求，即你想要由谁、在什么时候、怎样帮助你，让你放松一下。

231

专业支持

如果宝宝非常爱哭，家长通常不知道应该向谁求助，他们会感觉自己是失败的家长，感觉精神被彻底打垮了。你现在也有这样的感觉吗？那么首先你务必清楚一件事情，宝宝哭并不是你的错！如果你感觉你无法帮助你的宝宝，那么请接受专业人士的帮助。如果你对你宝宝感到不满、恼火或者愤怒，或者有这种想法——如果你的生活没有孩子会更好，那么也需要专业的建议。请不要在你忍无可忍的时候才去寻求帮助！很多城市的医院、诊所、教育咨询机构、青少年及卫生部门都提供相关的咨询服务。有经验的儿科医生、心理学家、教育家、助产士和治疗师会分析你的个人情况，并为你提供个性化的帮助。

232

重要提示！

哪怕是宝宝不停哭闹让你感觉崩溃，也绝不要摇晃或者打你的宝宝！这种不受控制的行为可能会危及宝宝的生命。

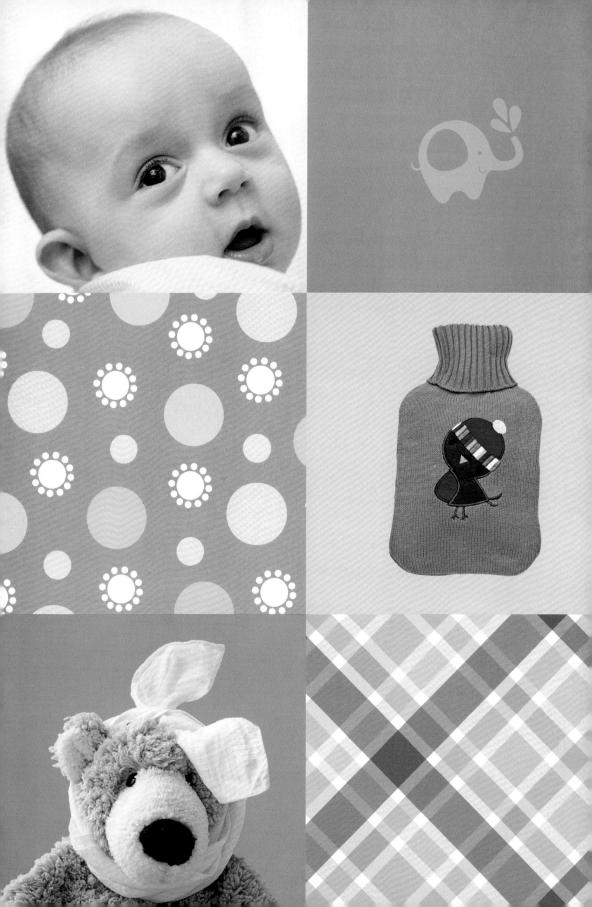

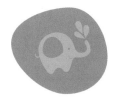

宝宝的健康

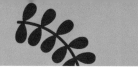

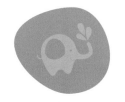

宝宝的保健

如果宝宝生病了，他们会有不同的反应，有的宝宝会哭闹，一直想要你抱着他，也有的宝宝会安静地躺在床上。请让生病的宝宝感受到，你就在他的身边。如有疑问请务必咨询儿科医生，也包括有关于疫苗的问题，儿科医生能够为你提供最新的信息。

比起在网络上进行搜寻，你最好能够通过个人推荐找到一位好的儿科医生，可以询问一下熟人中的其他家长。诊所和你家的距离不应太远，这样如果宝宝得了急性病，你不用带着他长途跋涉地去看医生。

重要的是，你要相信你所选择的医生。因此，儿科医生采用的基本医疗方式应该符合你的观点。你（以及你的宝宝）要喜欢这个医生，他（她）最好有些幽默感，并且能够认真对待你的问题和困扰。

重要提示：合适的儿科医生

一名好的儿科医生必须喜欢孩子，即使在小宝宝特别紧张的时候他也要能够保持镇静。他会向你，以及孩子用适合的方式说明他正在做什么样的检查。原则上，在紧急情况下，你的儿科医生也需要做好到家里进行诊治的准备。

尽早做好了解

请你也了解一下诊所的组织结构，如果你需要在候诊室等待很长时间，诊所里是否有相应的场所可以供候诊的宝宝进行游戏?

最好在宝宝出生前就与你所选择的儿科医生联系，如果你在门诊或者在家里分娩，请让儿科医生在宝宝出生后第三至第十天到家里进行基本检查。如果你在去了几次医院之后感觉你的选择不对，或者宝宝不喜欢这个医生，可以随时更换儿科医生。

预防检查

在儿科医生那里进行预防检查是为了能够尽早发现宝宝所患的疾病以及发育不良的问题。每隔一段时间，儿科医生会对宝宝的发育情况、体重以及身长进行检查，并将检查结果登记在黄色的检查手册上。在每次检查中，儿科医生都会询问你宝宝的行为表现，以及他的饮食和生长发育情况。有时还会安排一些额外的检查，比如，臀部超声波检查或特殊的眼科检查，这些检查将由相应的专业医生进行。在预防检查时也可能会进行疫苗接种（请参阅第 126 页）。

有益的健康系统

目前，接受预防检查还不是法定义务。但是，进行预防检查特别有意义。因为，作为有经验的专家，儿科医生只有在定期见到宝宝的情况下，才能够对宝宝的生长发育情况做出评估。此外，如果发现宝宝在生长发育上存在一些不足和问题，在宝宝年龄还小的时候治疗会比年龄大了更容易。

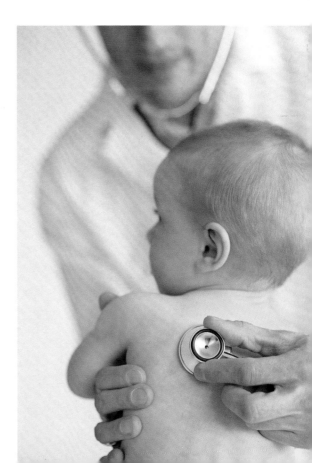

请定期带宝宝到儿科医生那里进行预防检查，以确保宝宝的成长发育状况达到最优。

233

什么时候去看医生

在宝宝的健康检查手册上印有预定的预防检查时间。此外，如果宝宝发烧了（38℃以上）、呕吐、腹泻、呼吸出现问题，或者在宝宝出现其他你解释不清、让你感到不安的明显不适症状的时候，请带宝宝去看医生。包括在宝宝患有一些小病，但是通过一些能够采用的措施处理之后并没有好转（比如感冒），那也请你咨询你的儿科医生。

234

看儿科医生的准备

如果你是带宝宝去做常规检查，那么请预约一个时间，尽量不要打乱家庭的日常生活节奏。在去看儿科医生之前请写下你想要问什么，避免忘记什么重要的事情。也请你记录好宝宝生长发育中的重要时间点，如他什么时候第一次翻身，从什么时候开始会爬，

等等。

在儿科医生对宝宝进行疾病检查时，你对宝宝的观察记录会有很大的帮助作用。如果你没有理解医生的说明，或者有其他意见，请进行询问。不要忘记带儿童健康检查手册、预防接种证、保险卡。

235

宝宝的家庭药箱

当然，一些小的病痛你也可以自己在家里治愈。最好能够和你的儿科医生或者治疗师商量一下，确定应该给宝宝使用哪些药物。宝宝的儿童药箱应包括：

- 生理盐水作为滴鼻剂（无菌的单次剂量）
- 含氧化锌或者泛醇的软膏及乳膏
- 一个儿童指甲刀
- 一个数字体温计
- 清洁体温计的酒精
- 不同大小的创可贴
- 无菌纱布和绷带
- 一个碎片小镊子
- 一个冷热敷袋
- 茴香茶
- 退热栓
- 严重腹泻时使用的电解质糖溶液
- 在箱门上贴着写有儿科医生、急救中心、中毒急救电话号码的小纸条，并将这些号码保存在你的手机里

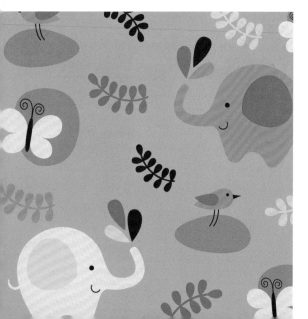

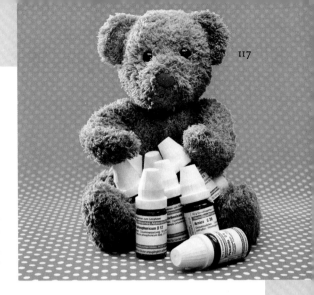

陪在宝宝身边，并且接受帮助

　　如果你的宝宝感觉不适，请你尝试识别出他的需求，并做出回应。请陪在宝宝身边观察他，并告诉宝宝，你就在他身边。如有疑问，请不要迟疑，应立即询问你的儿科医生，最好先给医生打个电话。

　　如果宝宝生病了，你要比平时更有耐心，如果可以，这时不要去处理其他的事情，并且让朋友、熟人或者家人帮助你。虽然全心全意地照顾宝宝能让你觉得安心一些，但是每天至少要有一个小时用来做其他事情，或者和一位成年人一起聊聊其他话题。

这样给你的宝宝喂药

- 只有在必要的情况下才给宝宝喂药，应尽量让宝宝的身体组织自己战胜感染，并建立起重要的防御力。
- 但是，如果你必须要给宝宝使用药物，请务必严格遵守规定的用药剂量和频率。
- 液体药物应先滴到儿童勺子上，再喂给宝宝吃，否则可能会呛到宝宝，然后通过喷嚏和咳嗽又将药液都吐出来。
- 药片要先弄碎，再用一勺母乳或者奶粉进行混合。

- 如果在给宝宝喂药之后紧接着给他喂奶或者给他喝茶，那么以后他对吃药会容易接受些。
- 宝宝也很喜欢糖丸，因为它们是甜的。对于一岁以下的婴儿请用母乳或者水将糖丸溶解于塑料小勺上（金属勺子可能会改变药物的效果）。请不要将丸药放在手中，因为有效成分通常都在表面，很快就会溶解。请在饭前一小段时间给宝宝喂药。
- 在给宝宝使用滴耳液、滴眼液以及滴鼻剂之前请先将其在温水中浸泡一会儿，使其达到体温温度。请注意使用保质期，并在治愈感染后立即清除掉剩余的药物。
- 如果你事先给宝宝涂抹少量的润滑脂膏，栓剂会更容易滑入肛门。

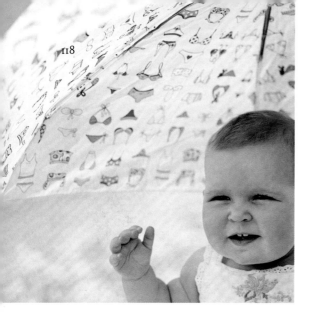

请每天都带宝宝到户外，让他的身体能够自己形成维生素D，但是请不要让宝宝直接接受日光照射。

体内生成维生素D。此外，建议定期为宝宝进行佝偻病预防检查。儿科医生会对宝宝的骨骼进行检查，以便于能够在早期就立即发现病症，并且在必要时给宝宝开些维生素D制剂。

239

通过母乳获取维生素D

如果你给宝宝进行母乳喂养，那么宝宝可以通过母乳获取维生素D，前提是你自身有充足的维生素D。海鱼、乳制品以及蛋类中含有丰富的维生素D，你可以适量补充，并每天都晒晒太阳。这会让你的骨骼强壮，使你的母乳更有营养!

240

刷牙

德国牙齿、口腔及畸齿校正协会建议在宝宝六个月以前不要给他服用预防龋齿的氟化物药片。根据最新的科学认知，使用含氟的牙膏能够起到更好的保护作用。因此，从宝宝的第一颗乳牙萌出起，应每天用豌豆大小的含氟儿童牙膏（最大含氟量为0.05%）刷牙。最好使用由柔软的超细纤维制成的儿童指套牙刷。请不要使用果味的牙膏，以防止宝宝吞食。从宝宝两岁起，家长应每天用牙刷为宝宝彻底清洁牙齿两次。

238

为新生儿提供维生素D

缺乏维生素D会导致宝宝患上佝偻病（软骨病）。为了避免这种情况的发生，建议每天给宝宝补充维生素D，但是，如果能够经常晒太阳，宝宝的身体自己也会形成维生素D。不过还是建议为所有的宝宝补充维生素D，特别是冬季出生的宝宝，比起夏季出生的宝宝，他们晒太阳的时间要少很多。最好给宝宝食用维生素D片，你可以用水在一个塑料小勺子上溶解维生素片，在给宝宝喂奶之前让宝宝喝下。开始的时候宝宝可能还不习惯，但是大多数的宝宝很快就会适应的。

代替维生素片

如果你不想给宝宝食用维生素D片，那么请你每天带宝宝出去呼吸一下新鲜空气，让他晒晒太阳（但是请避免日光直接照射!），这样可以通过自然的方式在宝宝经常两腿分开坐在背巾里，对宝宝的臀骨发育有好处。

241

预防髋关节问题

　　有2%至4%的新生儿出生时存在髋臼杯发育问题，女孩出现这种问题概率比男孩要高五倍。因为在宝宝刚出生的第一个月，髋关节的可塑性还非常强，所以你可以自己为宝宝的健康成长做很多事情：

❋ 请在宝宝醒着的时候让他仰卧，以便于宝宝能够自由地踢腿。

❋ 在给宝宝包裹尿布时要松一些，也就是说在尿布中再额外垫上双层折叠的尿布或者绒布（大约15厘米宽），这样可以让宝宝保持双腿分开的姿势。

❋ 经常让宝宝以双腿叉开的姿势坐在你胸前的背巾或背袋里。请务必注意支撑住宝宝的脊椎，不要歪斜。

治疗髋关节疾病

　　有效进行治疗的最重要前提条件是尽早进行正确诊断。髋关节发育不良通常是由发育障碍导致的，髋臼杯过小或者过斜，以至于髋骨与臼杯的接触面积太小。现在可以通过使用儿童髋关节矫正器非常有效地纠正错位。通过弯曲和叉开两腿使股骨头位于髋臼杯中心，并得以放松。90%以上单纯髋关节发育不良的儿童在使用髋关节矫正器进行三至六个月的治疗之后可达到正常的臀骨发育状况。但是，如果已经出现了髋关节脱位的情况，以至于关节头总是会从髋臼杯中滑出，则需要使用几周的特殊石膏，或者进行手术治疗。经常也会需要使用特殊的髋夹板进行额外的治疗。

242

出牙的迹象

在长出第一颗牙齿之前，宝宝就已经能够感觉到了。他们经常会把小拳头塞进嘴里，因为咬点什么能够让他们缓解疼痛。直到第一颗牙齿长出来，他们还是会在一段时间内持续这样做。唾液分泌增多以及总是流口水也是宝宝出牙的信号，而且这时宝宝还总是喜欢咀嚼。唾液分泌量增多会加速清洗口腔中的细菌，这样可以保护敏感的牙龈不容易受到感染。此外，在经历了长牙的痛苦之后，宝宝可以开始吃稍硬的食物。为了能够更好地消化这些食物，宝宝需要分泌更多的唾液，所以请给宝宝戴一块小围巾。如果围巾湿了，可以容易更换，这样可以让衣服保持干爽。

243

缓解宝宝的出牙疼痛

通过咬经过冷却的咬胶、勺子或者鸢尾根（药店有售）可以缓解出牙的疼痛。咬胶中不应含有增塑剂，并且只在冰箱冷藏室而不要在冷冻室内进行冷却。否则经过冷冻的咬胶会粘住口腔黏膜，造成口腔冻疮以及受伤。出牙对宝宝的免疫系统是一个考验。特别冷的刺激还会引发耳朵或者嗓子发炎而造成感冒。白天宝宝的注意力可能经常会被其他事情所吸引，而在晚上却会感到更加难受。你可以在药店购买急性病症的顺势药物，以及镇痛的酊剂，晚

上涂抹在宝宝的牙龈上。在宝宝出牙之后，你每天应使用儿童指套牙刷或者柔软的布片为宝宝至少清洁牙齿两次，最开始的时候不必使用牙膏。

244

从现在开始进行牙齿护理！

让你的宝宝在换牙之前就习惯进行牙齿护理，供学习使用的护理牙刷采用的不是普通刷毛，而是一个个柔软的小突起，可以轻柔地按摩牙龈，这会让出牙的宝宝感到很舒服。请让宝宝看看你是如何刷牙的，并同时把他的牙刷放到他的手里。虽然真正的刷牙过程还需要你来做，但是宝宝会高兴地模仿你，学龄前的儿童都还不能够认真、彻底地进行牙齿清洁。不要让宝宝持续吸吮奶瓶，即使是无糖的液体，如果总是冲洗牙齿也会损坏牙釉质。请不要把给宝宝放在嘴里的东西先放进你的嘴里，否则会把你口腔中的龋齿菌群转移给宝宝。

245

过敏体质宝宝的预防措施

对于过敏体质的宝宝来说，要尽量少接触对其尚未成熟的免疫系统会造成负担的外界影响，这一点非常重要。其中包括气候影响、药物、毒素和压力，以及刺激和过敏

源，例如，香料、色素或防腐剂、动物皮屑，房间里的灰尘（螨）、霉菌、花粉、镍以及很多食物。

♥ 实际上这意味着你至少应给宝宝母乳喂养六个月。在宝宝半岁之前不要给他吃辅食，也不要给宝宝喂牛奶或者含大豆的食品。

♥ 所使用的护理产品应经过皮肤测试，并且使用组成成分种类少，且高品质的天然护理产品。请避免使用有香味的产品，包括天然香料，例如精油。请不要频繁更换所使用的护理产品，因为这样更容易对皮肤造成刺激，甚至会导致过敏。

♥ 请使用未经漂白的尿布，并且最好给宝宝穿经过测试的天然材料衣物。

♥ 请不要养宠物。

♥ 在宝宝的房间不要使用窗帘以及地毯，保证室内空气质量，经常通风换气。你也可以再看一遍第45页的内容。

246

狗狗和猫咪可以留下

养宠物的家长经常会询问，他们是否必须将狗狗和猫咪送走，或者宠物对宝宝是否会有危险。你不用把宠物送走，请定期让宠物医生给你的宠物进行检查，每季度为它进行一次驱虫。只要驱除了跳蚤或者其他寄生虫，宠物基本上没有传染疾病的风险，注意做好日常的预防措施，如定期洗手，让你的狗狗明白，它不能舔宝宝，尤其不要舔宝宝的脸。如果狗狗还是舔了宝宝，那么你只需要用温湿的毛巾给宝宝洗脸就可以了，上千万的儿童都被他们的宠物朋友这样爱抚过，他们现在都非常健康。禁止狗狗和猫咪上婴儿床、宝宝的爬行垫以及婴儿车，请一定要坚守原则。请不要让会爬的宝宝够到猫厕所以及宠物食盆中像饼干似的宠物食品。

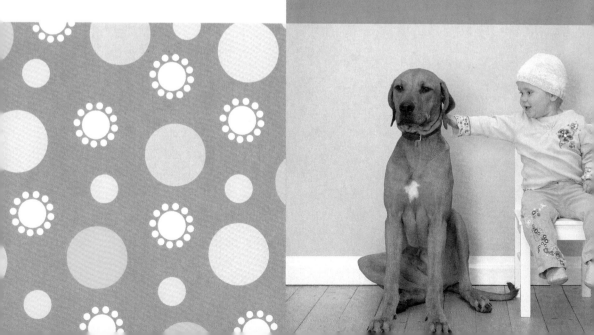

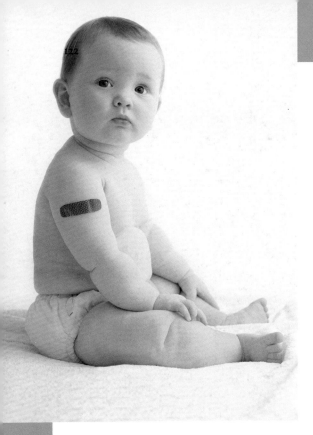

疫苗接种时会发生什么?

在接种疫苗时会在身体内注射杀死的或减毒的病原体,以激活免疫反应。疫苗接种不会真的引发疾病,只是形成抵抗疾病的抗体,在真正感染病原体时起保护作用。有的疫苗在确定有效前需要进行多次接种。

激烈的疫苗辩论

对于是否应给宝宝注射疫苗的问题,支持和反对方各执一词。支持方认为,不注射疫苗会对孩子的身体造成伤害,而且会对社会造成危害;而另一方则认为,注射疫苗是在故意损害孩子的健康。这两方面的声音都不能够否认,所有的疫苗都有其主要的优点和缺点。

你的评价很重要!

在德国没有疫苗接种义务,只有家长可以决定是否给孩子接种疫苗,重要的是,你要尽量详细地向儿科医生进行咨询,并且了解一下备选方案。也应根据宝宝的生活环境来进行判断,考虑你自己的态度。权衡一下你认为怎么样是正确的,无论你做出怎样的决定,都不必感到担心和内疚!

了解疫苗接种

在宝宝还未出生时会通过脐带接受妈妈的抗体保护。抗体用于抵抗身体会经受的,或者需要接种疫苗的疾病。所谓的被动免疫有效时间为三到六个月,随后母体的抗体将在婴儿的体内分解。从此时起,宝宝要通过接触病毒和细菌增强自己的免疫系统,虽然通过母乳还能够得到一部分抗体,但是并不足以抵抗疾病。

有关于是否应该给宝宝注射疫苗的问题只有在你向医生咨询之后自己来决定。可以确定的是,疫苗既有优点也有缺点。

247

疫苗接种的决定因素

请咨询一下,接种疫苗能够抵御哪些疾病,并在做决定前了解清楚下列问题:

- 为什么会得这种疾病，会有什么并发症？
- 孩子真患上这种疾病的概率有多大？如果不接种疫苗，如何能够治疗这种疾病？
- 疫苗的种类，疫苗中含有哪些元素，以及每种元素的具体含量。
- 这种疫苗的保护时效，是否需要重新接种？
- 接种疫苗对孩子有哪些影响，有什么副作用？

248

应该在什么时候接种疫苗？

罗伯特·科赫研究的常规疫苗接种委员会（STIKO）认为在宝宝出生后第二个月就可以为宝宝进行疫苗接种了。在联邦健康教育中心你可以获取疫苗接种计划（www.bzga.de）。大部分的儿科医生会对此提出他们的建议，但是也根据家长的个人态度而定。许多医生认为，由于我们的生活以及卫生标准较高，所以不需要在宝宝一岁之前为宝宝接种疫苗。如果你养了宠物，则建议在宝宝会爬的时候为宝宝接种白喉和破伤风疫苗。

249

不接种疫苗的情况

请不要在宝宝患有急性病的时候为宝宝接种疫苗，因为在此时，免疫系统较弱，引起免疫并发症的可能性会增加。如果宝宝在以前所进行的疫苗接种中已经产生了并发症，则应与你的儿科医生商讨，下一步应该如何去做。如果你的宝宝对随附材料（防腐剂、载体或者类似成分）过敏，则不应给宝宝接种这种疫苗。免疫功能低下者，一般不能接种疫苗。

250

多重还是单一疫苗接种？

多重接种的支持者认为，在疫苗达到峰值的时候能够抵御更多疾病。通常由随附材料引发的副作用只会出现一次。支持单一接种的人则认为，同时接种多种病原体对儿童的身体组织造成的负担过大。单一疫苗比多重疫苗更容易形成个性化的疫苗接种计划。并不是所有的疫苗都可以作为单一疫苗接种。你想给宝宝接种哪种疫苗，请咨询你的儿科医生，以确保在你带宝宝去接种的时候，诊所里有这种疫苗。

251

接种后冷敷

在接种疫苗之后，宝宝的皮肤上会产生一块硬皮，请用一个凝乳垫或一个小冷却包为宝宝进行冷敷，几天之后硬皮就会消失了。如果注射位置周围发红，或者这一区域的皮肤比周围的皮肤热，请再带宝宝去看一下儿科医生。

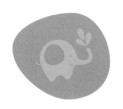

缓解皮肤问题

几乎没有什么东西比宝宝的皮肤更娇嫩了，宝宝最先通过皮肤与周围的环境进行亲密接触，新生儿也通过肌肤的轻柔抚摸感受他自己的边界，在宝宝能够清楚地看到你之前，他已经通过皮肤感受到你了。

对婴儿的护理主要是保证他的健康，抵御皮肤上的细菌，但是请不要做得太过，否则也会对宝宝娇嫩的皮肤造成伤害。

每天对宝宝进行充满爱意的抚摸属于对宝宝进行日常皮肤护理的内容。目光接触、近距离接触、你的声音、你的肢体语言、你的气味和温度对于你和宝宝建立起亲密关系起着至关重要的作用。

粟丘疹

在刚出生的几天，宝宝脸上的汗腺和皮脂腺特别容易堵塞，在宝宝的脸上会出现小的白色丘疹，称为粟丘疹。你不要担心，几天之后它们就会自己消失。请不要按压长粟丘疹部位，否则会导致感染。

253

新生儿痤疮

大约每两个宝宝中就有一个会出现这种现象，但是大部分在三个月内就会自动治愈。新生儿痤疮的原因是宝宝受到母体肾上腺皮质激素的影响，出现皮脂分泌亢进所致。如果你觉得这些无害的丘疹影响美观，可以每天多次使用温热的三色堇茶（可在药店购买）轻轻拍打宝宝的皮肤。

254

预防神经性皮炎

如果家人有明显的超敏反应，如湿疹、花粉热或哮喘，那么宝宝患神经性皮炎的风险就会增高。但是，你可以采取很多措施进行预防：

- 请不要吸烟，并且不要让宝宝接触香烟烟雾。
- 尽量在宝宝出生后的前六个月进行母乳喂养。如果不行，请给宝宝喂食防过敏（HA）婴儿奶粉。
- 请注意，在宝宝一岁之前不要给宝宝喂牛奶、鸡蛋以及柑橘。
- 为了让宝宝的免疫系统稳定发展，请为宝宝健康的肠道菌群发育提供支持，为

宝宝补充益生菌微生物，这样可以增强宝宝肠黏膜的抵抗力。

- 请注意根据宝宝的年龄培养有规律的生活习惯，避免对宝宝的感官造成过度刺激。

255

如何识别出宝宝是否患有神经性皮炎？

在宝宝出生后的前三个月基本上不会出现神经性皮炎，典型的神经性皮炎会出现扁平红疹，皮肤会有结痂，主要出现在脸上、头皮上，以及胳膊和腿内侧，尿布区域一般不会出现。宝宝经常会抓挠患病的位置。请由儿科医生或者治疗师进行诊断和治疗。

如果宝宝患有神经性皮炎，你可以在宝宝的手上套一双小袜子，这样宝宝在抓挠的时候指甲就不会伤到自己。应避免感染。

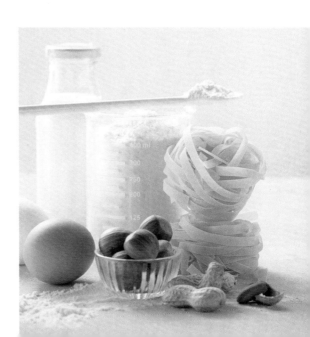

过敏体质的宝宝在一岁以前不应喝牛奶、吃鸡蛋和坚果。

256

头泥

"头泥"是在长有头发的头皮上形成的黄白色痂皮，就像是炉灶上煮过头的牛奶。这和宝宝是否消化牛奶没有关系。从宝宝三个月开始，或者在转换吃固体食物时，喝奶粉的宝宝经常会出现头泥，有时头泥是过敏的征兆。

请将宝宝的指甲剪短，这样他就不会抓伤自己。请注意做好护理，不要太频繁给宝宝洗澡，以确保宝宝的皮肤不会太干燥。使用药用油浴，辅助滋润宝宝的皮肤。定期给宝宝涂抹含油的软膏，并且只给宝宝穿棉质的内衣。

在进行其他护理之前最好先与你的儿科医生进行商讨。

257

乳痂

这是一种无害的皮肤现象，通常在宝宝刚出生的第一个月，皮肤表面有一层油脂，这是一种由皮肤和上皮细胞分泌物所形成的黄白色物质。产生的原因是皮脂腺分泌过剩，一般在宝宝一岁的时候就会自动进行调节，自然痊愈。

请你在晚上用一些杏仁油浸泡皮屑，第二天再用细齿梳子小心地将脱落的皮屑清理掉。在使用柔和的儿童香波给宝宝洗完头之后可以用一个柔软的儿童软毛刷子轻轻地按摩宝宝的头皮，这样可以促进血液循环以及皮脂腺的自我调节。通常乳痂对家长的困扰比对宝宝大，其实并不是必须要将乳痂清除掉。

最好用一个软毛刷子为宝宝按摩头皮，这可以刺激血液循环。

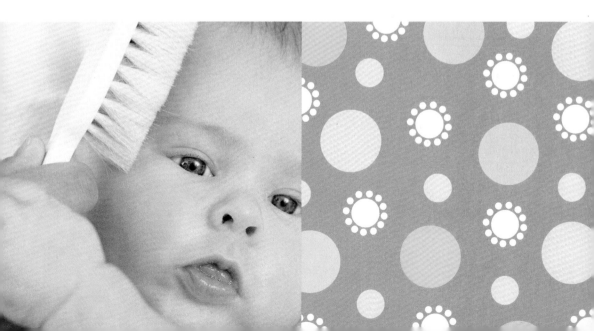

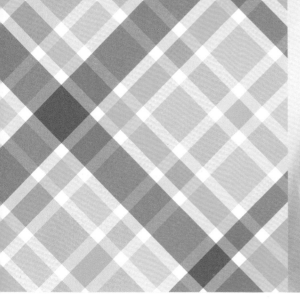
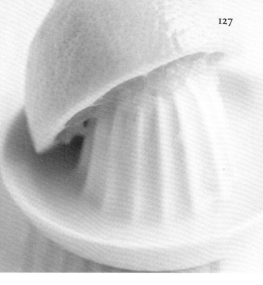

用柠檬汁能够很好地治愈蚊虫叮咬，每隔二到五分钟用柠檬汁涂抹一下患处。

258

晒斑

如果你在万般注意下，宝宝还是有了微红的晒斑，你可以用温水给宝宝洗澡，在洗澡水中加入未经处理的柠檬汁，立即就会起到缓解作用。或者将一块毛巾浸入稀释的金盏花精华中（将一勺金盏花精华加入到0.25升开水中），拧干之后敷在患处，每次十至十五分钟，重复进行几次。但是要注意，在此期间不要让宝宝冻着。还有一种同样十分有用的方法，可以将刀背厚度的脱脂凝乳涂抹到患处，凝乳的温度应为室温，否则将会吸收过多的身体热量。

如果晒斑严重，或者出现红肿、水泡、发烧、呕吐或焦虑症状，应立即联系儿科医生。请注意让宝宝多喝水，否则宝宝会快速脱水。

259

蚊虫叮咬

在被蜜蜂蛰了之后，最开始的时候宝宝一般是害怕大于疼痛，请先安抚你的宝宝。

如果刺还扎在皮肤里，应使用镊子小心地将刺取出，如果被蜜蜂蛰了需要注意，不要触碰刺上的毒液囊。

越快将刺处理好，造成的影响就越小。请立即用刚刚切开的洋葱擦被蛰的地方，然后用胶带或者绷带将一块新鲜的厚洋葱片固定在患处。或者每隔二至五分钟用纯水果醋、柠檬汁、冷盐水擦拭患处。如果被叮咬的位置肿得很厉害，可以在患处涂抹凝乳或者药泥。

立即去看医生

如果宝宝的舌头、嘴巴或者咽喉被叮咬了，那么请立即带宝宝去看医生。在此期间给宝宝一块冰块让他含着，并用一个冰袋给颈部进行外部冷却。充血的黏膜组织在这些身体部分会肿得特别厉害，肿胀会严重影响呼吸，甚至会危及生命。如果出现过敏反应，例如，全身红肿或者形成风疹块，也请立即就医。

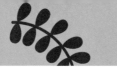

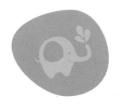

治疗感冒和发烧

....

在宝宝刚出生的第一个月可以通过源自妈妈的抗体抵御很多疾病，随着时间的推移，妈妈的抗体会逐渐减少，这时宝宝就会经常出现呼吸道感染以及发烧防御反应。宝宝的免疫系统由此可以学习抵御各种不同的病原体。

很多不复杂的病症，例如，病毒性感冒，可以通过柔和的自然方法以及简单的家庭常备药来进行治疗。但是，如果这些方法不能让宝宝的病痛有所好转，那么请立即去看医生，宝宝越小，越应尽早就医。自然疗法以及顺势疗法，或者中药在儿科中具有越来越重要的意义。一些柔和的治疗方法对快速缓解宝宝的病痛也有很显著的疗效。

伤风和鼻塞

治疗伤风最好的药物是来自母乳的抗体，如果你（还在）给宝宝喂母乳，那么请在每次喂奶之前先挤出一点儿母乳放到一个小勺子上，然后将它们滴到宝宝的鼻孔里。此外，你还可以使用生理盐水溶液(在药店购买)。

你可以将纤维布的一角拧成尖，慢慢地深入到宝宝的鼻子里大约一厘米，轻轻旋

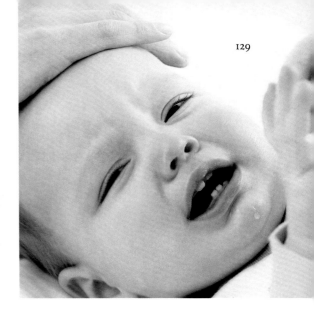

转，用这样的方法清除宝宝鼻子里的结痂和黏液。然后沿着反方向进行旋转，将粘有结痂的布慢慢地拉出。请不要使用棉签，因为这样很有可能会导致宝宝受伤。给宝宝包裹暖和，放进婴儿床中，带着宝宝到户外散散步，伤风病毒并不喜欢新鲜空气。和治疗所有会形成大量黏液的感冒一样，你应该多给宝宝喝水，即使他总是流鼻涕。

261

挂洋葱包

你可以通过自然方式治疗使黏膜消肿，请将一个中等大小的洋葱去皮并切成块，将切好的洋葱块放入宝宝的小袜子中，将袜子口封死，将其悬挂在摇篮或者婴儿床上。

262

治疗咳嗽的家庭常备药

如果宝宝咳嗽了，请多给他喝水，以此来稀释黏液。如果可以，请多给宝宝喂几次奶，并给他喝些茴香茶。不要给宝宝喝止咳茶混合剂，因为婴儿可能会对某些植物有过敏反应。请在摇篮或者婴儿床附近挂几条湿毛巾，以确保室内空气不会太干燥。此外，暂时不要使用添加了精油的香薰灯或喷雾器，因为有可能会引起过敏反应。

蜂蜡非常简单实用，并且能够快速缓解病痛。

263

严重咳嗽

请立即带宝宝去看儿科医生！如果宝宝患有急性咳嗽，请将宝宝抱在怀里，并为他提供冷空气，打开窗户，将宝宝抱到窗边，或者打开冰箱，在冰箱门前坐五分钟（要注意让宝宝保暖！），这样虽然不是很环保，但是能够使呼吸道快速消肿。你自己要保持冷静，平静地和宝宝说话，让他不要因为呼吸困难而感到害怕。在剧烈咳嗽的情况下，婴儿以及小宝宝经常吞食分泌出的痰液，会因此而呕吐。他们会通过这种最快的方式排出含细菌的分泌物。

♡♡♡ ♡♡♡♡ ♡♡♡ ♡♡♡ ♡♡♡♡♡ ♡ ♡

264

治疗感冒

请在感冒的宝宝胸前放一块温暖的布或者蜂蜡，每天多次进行彻底通风，并在房间里挂几块湿毛巾。谨慎给宝宝使用含有精油的搽剂，这可能会加剧刺激呼吸道，并引发过敏反应。请不要使用含有桉树、樟脑或薄荷醇的药物，因为这些会引发呼吸系统疾病。

265

请不要给感冒的宝宝吃蜂蜜

虽然经过实践，喝温水溶解的蜂蜜可以舒缓喉咙痛，但是请千万不要给你的宝宝使用这种方法。在极少数情况下，蜂蜜中含有一种叫作肉毒杆菌的细菌，这种细菌对一岁以下宝宝的健康会造成严重的影响。等日后宝宝的消化和免疫系统足够成熟了，就可以抵抗这种细菌了。

266

舒适的温度和新鲜空气

宝宝还不能够自我调节身体温度，因此在温度下降时，尚未成熟的免疫系统很容易会受到感冒病毒的侵害。请不要让宝宝吹到穿堂风。宝宝特别容易通过头部散发热量，请给宝宝戴一顶小帽子，也盖住耳朵，并且保证宝宝的小脚丫一直是暖和

的。确保宝宝总是温暖的，并且白天尽量让宝宝在空气新鲜的环境下睡觉。在家里请不要吸烟！

267

结膜炎

感冒的时候，宝宝的眼睛经常会被黏结住。如果出现这种结膜炎症状，请每天多次用小米草小心地热敷、清洗眼睑外缘到鼻根的位置。在药店可以买到无菌的单剂量药物。

268

中耳炎

如果宝宝对触摸耳朵很敏感，或者是头部转来转去，可能是得了中耳炎。耳咽管是中耳和口腔连接的管道，幼儿的耳咽管还非常短，细菌会快速从鼻咽腔进入耳朵里。耳咽管的黏膜会因为感染而肿胀，中耳会被堵塞，而且会聚积分泌物。细菌会在此处快速滋生。根据感染的程度，耳朵发炎可能会很疼。稍微按一下宝宝的前耳软骨，如果宝宝把头转开，脸上露出疼痛的表情，或者开始哭闹，就可以确定宝宝是得了中耳炎。

去看医生！

通常，由于伤风或者流感病毒导致耳朵不通会引发中耳炎。而且在出牙的时候，由于肿胀也可能会导致中耳炎。有时在枕头上会有棕黄色的分泌物，可能还会掺杂有血迹，这是化脓性中耳炎的特征。请立即带宝宝去

看儿科医生！如果宝宝经常出现中耳炎，则可能是由于鼻息肉或溃疡扁桃体的原因。

缓解耳朵疼痛

解决耳朵疼痛最重要的措施是让内耳重新可以通风。最好每天给宝宝滴四至六次生理盐水（药店购买），或者用滴管往宝宝的鼻子里滴几滴母乳。（请不要滴到耳朵里！）

使用洋葱袋

最古老的家庭秘方是洋葱袋，它有镇痛、消肿、消炎的功效。你需要：

♥ 一个小洋葱

♥ 一块布手帕，医用胶布／绷带，或者管状绷带

♥ 一些药棉

♥ 热水袋以及塑料袋

♥ 帽子、额带或者围巾

请将洋葱去皮，并切成小块，把切好的洋葱块放到手帕上，将边角绑好，不要让小洋葱块掉出来。或者，可以使用一块管状绷带，在里面装入洋葱块，并将口封死，然后将洋葱袋放入塑料袋中，用热水袋（热水袋可以消除洋葱的味道）加热洋葱袋和棉球，或者将洋葱袋放在倒扣的锅盖上通过水蒸气进行加热。用经过加热的洋葱袋包住太阳穴到外耳的位置，千万不要包住耳朵后面的骨头。用热药棉盖住洋葱袋，然后给宝宝戴上帽子、额带或者围巾用于固定。用洋葱袋包三十至六十分钟，根据需要每天重复使用两到三次，这样宝宝在晚上就可以安静地睡觉了。（请每次都使用新的洋葱袋！）

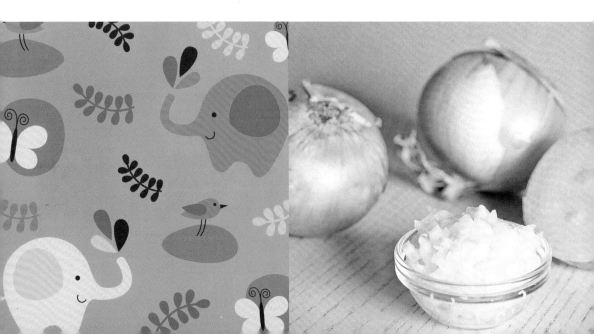

发烧对宝宝来说危险吗?

正常体温为 36.5℃ 至 37℃。如果达到 38℃ 就属于较高的温度了，到了 38℃ 以上就是发烧了。超过 41℃ 会有生命危险！发烧原则上是有益的人体自愈过程，随着体温上升，所有的代谢过程都达到一个较高的程度，免疫系统会处于最高警戒状态，并能够快速战胜病菌。此外，高温能够杀死细菌、病毒以及其他病菌，使它们不能够轻易扩散。发烧的温度并不代表病症的严重程度。儿童经常发烧，而且温度会较高，因为他们的免疫系统是第一次认识很多病菌。对于家长来说，开始的时候很难判断宝宝发烧的原因，如果直肠（肛门）测量体温超过 38.5℃，则应立即带宝宝去看儿科医生。

发烧的不同阶段

发烧的过程分为三个阶段。

- 在刚开始发烧的时候，宝宝的额头会发热，头部会感觉很烫，但是身体的其他部位，特别是手脚是凉的，可能宝宝会感觉冷。这是因为，宝宝体内的温度与身体表面的温度不一致，身体组织试图通过寒战或者鸡皮疙瘩来平衡身体内外的温差。这时，请务必给宝宝做好保暖措施。

- 在发烧阶段，宝宝的脸颊会发红，头和身体发热，可能会呼吸急促，心跳加速，并且感觉很难受，这时身体想要尽量释放热量，请给宝宝使用降温绑带来降温（请参阅第274问）。

- 在降温阶段，发烧的难过阶段已经过去了，根据宝宝的情况和病症可能还会持续一段时间，温度也有可能很快就会降下来。这时宝宝会出汗，并且很困倦。

270

一个好的数字体温计

在发烧时，使用一个好的数字体温计可以测量到最准确的结果，耳入式或者额头温度计不能非常准确地显示宝宝的体温，经常会有大约1℃的偏差。

使用数字体温计可以准确测量体温。

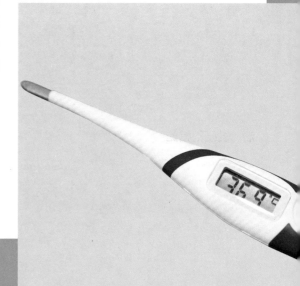

271

这样测量宝宝的体温

虽然宝宝不太喜欢，但是最可靠的方法是通过宝宝的屁股测量体温。请在数字体温计的头上涂抹一些润肤霜，并让宝宝保持仰卧的姿势测量一至两分钟，将宝宝的屁股从垫子上抬起一点儿，用你的右手抓住宝宝的右大腿，并用右侧小臂轻轻夹起宝宝的左大腿。用一只手将体温计插入宝宝的肛门，用无名指和小指轻轻护住宝宝的屁股，这样即使宝宝在量体温的过程中突然移动了，也不会伤到宝宝的肠壁。

272

热性惊厥

婴幼儿对温度变化的反应特别敏感，热性惊厥在极少数情况下可能会引起胳膊和腿的肌肉抽筋、肌肉痉挛、过度流涎，还可能会出现呕吐症状。也可能会出现窒息、身体发青和短暂昏迷。通常热性惊厥只会持续几秒钟，很少会超过几分钟，一般不会造成永久性的损害。如果热性惊厥持续的时间较长，或者反复出现，请联系急救医生！

273

治疗发烧的措施

在发烧的时候，会通过皮肤流失大量的水分。请注意照顾好宝宝，在必要的时候将他唤醒，让他喝水。多给宝宝喂几次奶，此外再用杯子或者奶瓶给宝宝喝些茶或者水。在给宝宝穿衣服或者铺床的时候要注意散热。宝宝通常在发烧的时候睡得会不安稳，会呼吸急促。请陪在宝宝身边随时观察他，最好让发烧的宝宝睡在你的身边，这样你可以立即发现他的变化。

温度降低

用与体温相当的温水浸湿毛巾，快速地擦宝宝的小臂。应保持皮肤湿润，请不要擦干宝宝的胳膊，因为水蒸发的时候会有冷却的效果。在三十分钟后再重复用这种方法给宝宝降温，请注意多给宝宝喝水。

274

降温绑带

- 你需要准备一碗水，温度大约比测量的体温低2℃至5℃，两个薄布片（例如纱布包，1.5cm×1.5cm），以及两只儿童袜子，并将脚趾部分剪掉。
- 将布的一半浸入水中，并拧干。用潮湿的部分包紧宝宝的手腕，但是不要过紧，然后用干燥的部分继续进行包裹，把剪掉脚趾的袜子套在外面。
- 大约十分钟以后将降温绑带拿掉，并重来两次。
- 在半个小时后再次测量宝宝的体温。如果需要，在三个小时之后再给宝宝使用降温绑带。

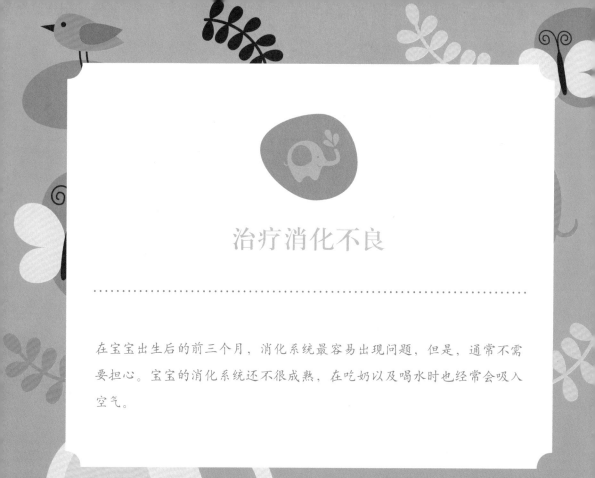

治疗消化不良

在宝宝出生后的前三个月，消化系统最容易出现问题，但是，通常不需要担心。宝宝的消化系统还不很成熟，在吃奶以及喝水时也经常会吸入空气。

在初期会非常频繁地出现腹胀和腹部痉挛的情况，这是因为刚出生的宝宝的肠道还没有完全发育成熟。宝宝敏感的消化系统很容易对身体上的不适做出反应。在很多时候，这种不适又会很快消失，真是来得快，去得也快。通常使用天然药物就可以治疗这些病症。但是如果消化不良还伴随有发烧，那么请立即带宝宝去看儿科医生。

275

我的宝宝肚子疼

已经经过证明，如果宝宝肚子疼并且哭闹，可以使用飞行姿势帮助宝宝缓解病痛。让宝宝趴在你的小臂上，小心扶住宝宝的头，轻轻地来回摇晃他。请和你的伴侣交替换班进行休息。

天然药物帮助

过度刺激或者嘈杂的一天也可能会使宝宝肚子疼。只要给宝宝穿上暖和的衣服就可以了，这样可以保护宝宝的消化系统。在宝宝的衬衣和内衣之间放一个加热的小麦皮垫子也能够起到很好的辅助作用。在饭前给宝宝喂两到三茶勺不加糖的八角茴香和兰芹茶，或者用几滴芝麻油轻轻地按摩宝宝的肚子也能够起到缓解的作用。如果你给宝宝进行母乳喂养，那么你每天可以自己嚼一些兰芹或者茴香种子，这样有效物质可以通过母乳转移给宝宝。

按摩小肚子

如果宝宝容易出现消化问题，那么你最好经常给他按摩一下，比如在包裹尿布的时候，或者在洗澡之后，这对急性腹痛也有效。请沿着顺时针方向在肚脐周围按摩宝宝的小肚子，这样可以帮助宝宝进行消化。如果宝宝得了急性腹痛，则请不要触摸宝宝的肚子，因为此时他的小肚子十分紧张，而且很疼。可以在宝宝的肚子上放一个樱桃核，现在这种柔和的温度更适合用来安抚宝宝。

如果宝宝严重腹泻，请去看医生

宝宝排便经常会较稀，但是，如果宝宝一天中有五次以上排便都很稀，那就说明宝宝拉肚子了，你应带宝宝去看医生。对于母乳喂养的宝宝不太容易判断，因为粪便稠度和排便的频率有很大的不同。

严重的水分流失

腹泻时人体会由于快速流失大量水分而缺乏矿物质。宝宝的年龄越小，脱水越快。请用两个手指轻轻夹起宝宝的肚皮，然后再松开，如果肚皮上的褶皱还在，或者皮肤上有小皱纹，就是说宝宝身体水分流失严重，情况非常紧急。你必须立即带宝宝去看儿科医生！

飞行姿势对缓解宝宝腹痛有益。

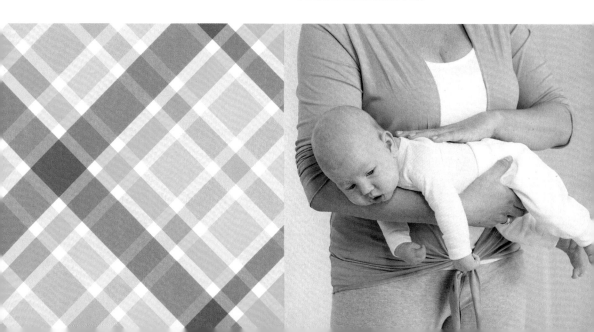

276

便秘

母乳喂养的宝宝不一定每天都会排便，真的可能会十天才排一次便。吃奶粉的宝宝更容易便秘，因为奶粉比母乳难消化，特别是在使用含钙量较高的水时，所以最好使用合适的水来冲泡奶粉。自来水中的钙盐在肠道中与奶粉中的脂肪酸相结合，形成钙皂，使粪便变得很干、坚硬、易碎。

注意症状

如果你担心宝宝便秘，请注意是否有下列症状：

- 宝宝的肚子很硬。
- 疼的时候宝宝会把腿靠近肚子。
- 宝宝很难排便，因此会用力挤压。
- 宝宝会因此哭闹或者生气。
- 宝宝的便便很干、很硬，或者呈小球状。
- 宝宝每周在尿布里排便少于三次。
- 宝宝打嗝会有很大的味道，大便很臭。
- 宝宝不爱吃饭。

你可以做什么

只要宝宝不哭闹，而且发育良好，那么你就不必担心。但是如果宝宝因为排便而莫名地哭闹，那么请带宝宝去看儿科医生。

如果宝宝出现消化不良的问题，请按摩宝宝肚脐周围的小肚子，切记务必按顺时针方向！

- 在给宝宝包裹尿布时辅助宝宝模拟骑车的姿势蹬几下腿可以起到缓解作用，这样可以刺激自然的肠蠕动，使宝宝易于排便。
- 如果宝宝吃奶粉，那么请在两餐之间给宝宝喝些水，但是请不要用过多的水冲泡奶粉。
- 请注意按照正确剂量冲泡奶粉，如果奶粉太多则会吸收宝宝体内的水分，并导致便秘。也可以试试给宝宝换其他奶粉。
- 如果宝宝已经吃固体食物了，那么请多给宝宝喝水以及经过稀释的无糖果汁。有帮助作用的还有，捣碎或磨碎的苹果、梨、杏、葡萄、李子、蓝莓、覆盆子或草莓植物纤维。你也可以在宝宝的

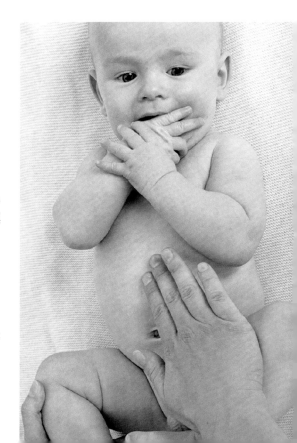

辅食里加一点儿麸皮，但你需要额外给宝宝补充水分。开始的时候最好不要给宝宝喂容易引起便秘的食物，例如，米饭或者香蕉。

如果这些都没有用，儿科医生会给宝宝开一些甘油栓剂治疗便秘，让大便变软，容易排出。

277

呕吐

可能会出现宝宝多次呕吐，将所吃的东西都吐出来的情况。婴儿经常会因为吃得过多、打不出嗝、肚子疼、出牙或伤风，或者过多刺激而呕吐。请让宝宝安静地躺在温暖的小床上，在一勺杏仁油中加入三滴柠檬香蜂草精油，轻轻地为宝宝按摩小肚子。如果宝宝严重呕吐，请务必重视，因为这样很快就会使宝宝脱水。

如果你的宝宝每次吃完奶都会吐，可能是宝宝胃部的肌肉发育不正常，因此会经常呕吐，甚至是喝水也会吐。如果是这样，请带宝宝去看儿科医生。

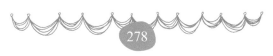

278

鹅口疮

如果宝宝的嘴里有白色的薄膜，这有可能是一种被称为鹅口疮的传染病。这层薄膜是由白色念珠菌引起的。对婴幼儿来说真菌更容易在口腔中滋生，并通过肠道散布到尿布区。

卫生保健非常重要

请尽快进行治疗，因为发炎的位置在宝宝的嘴里，这会让宝宝失去吮吸的乐趣。一定要注意卫生保健，请每天用盐擦奶嘴，然后用沸水煮一遍，每天应多次更换口水巾。你可以每天多次使用金盏花酊清洁宝宝的口腔黏膜。真菌通常会很顽固，一般都需要采用药物治疗的方法，儿科医生会为你开一些药物，在经过治疗之后宝宝就会痊愈。

不要让乳头受伤

如果你不知道该如何区分鹅口疮和乳汁残留，可以使用一个干净的棉签进行擦拭，如果是鹅口疮，会很难将白色的膜擦掉，因为它会固定附着于口腔黏膜上。在黏膜下面经常会发现发炎的位置，有的皮肤还会出血。这时请注意不要让你的乳头受伤，请小心地按照正确的哺乳方式给宝宝喂奶，因为小裂口是真菌最理想的繁殖地。你可以在给宝宝喂奶之后用一些稀释的薰衣草油护理乳头，起到预防真菌病原体的作用。如果宝宝开了吊瓶（液体药物）治疗真菌感染，你也可以用这种药物暂时处理乳头。

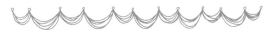

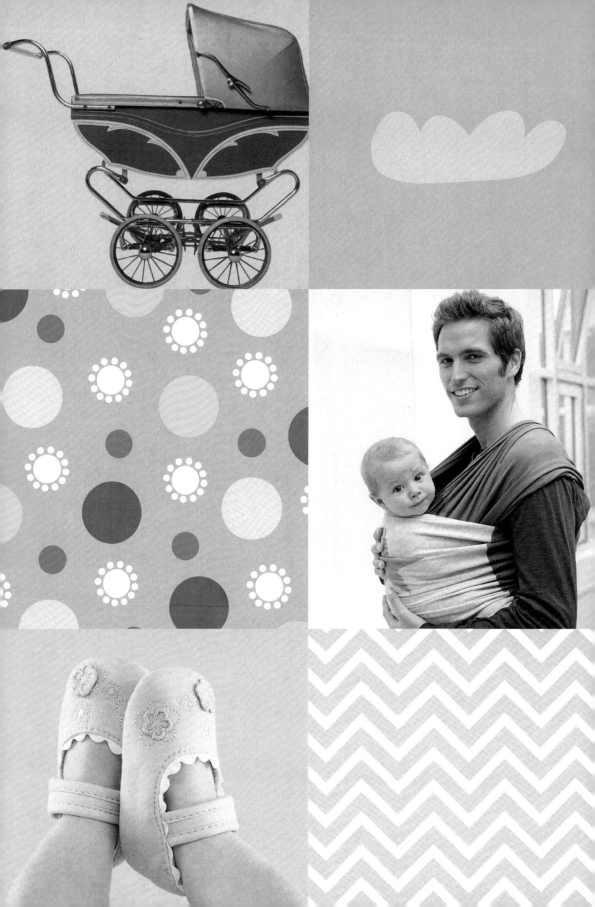

你好，广阔的世界！

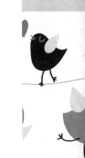

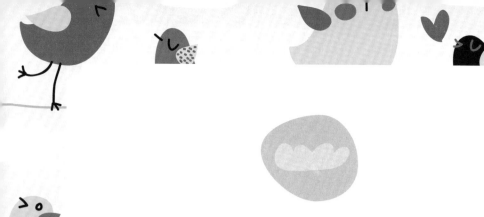

带着宝宝出门

在带宝宝一同外出时最好携带背巾、儿童围巾、婴儿车。只要使用了正确的外出装备，你基本上可以带着宝宝去任何地方。你很快就会发现，哪种方式让你们感觉最舒适、最安全。

现在爸爸妈妈们会使用各种不同的外出装备。在路途较长或者购物时最好使用婴儿车，在家里或者在附近进行郊游则最好使用背巾或者婴儿背带。在使用婴儿车时你也可以带一块背巾，在不用它背宝宝的时候还可以作为尿布垫或者被子使用，这样你就可以应对任何情况了。如果你计划带宝宝去旅行或者郊游，请务必谨慎，避免麻烦、压力和失望。

汽车中的安全

为了在行车中确保宝宝的安全（包括从医院到家里），你需要一个背部朝着行驶方向固定安装的婴儿汽车座椅。（不使用副驾驶气囊！）在开车时将所有零散的物品从车内清除出去，以免在急刹车时这些小东西会飞起来。请将行李都放在后备厢中。

不要太热也不要太冷

在上车之前请进行冷暖通风，避免因为开窗、风扇或者空调而形成穿堂风，并且使用遮阳板，避免阳光透过车窗直接照到宝宝身上。如果温度较低，即使宝宝包裹得很暖和，也请你先在车内进行预热。刚出生一个月的宝宝特别容易冷。请慢慢、小心驾驶，只在必要的时候才带宝宝一同驾车出行。

280

购买儿童汽车座椅的重要事项

为了确保行车安全，每个孩子都需要一个适合其年龄、体重以及身高的儿童汽车座椅。最好先使用一个与行驶方向相反的反向儿童座椅（回舱系统）。注意：如果激活了气囊，则不要在副驾驶位置上安装该系统。有关于关闭安全气囊的问题请咨询你的汽车厂商。

在购买时请务必注意是否有检测标志以及是否说明无有害物质。安装简单也十分重要，例如，使用 ISOFIX 系统可以将儿童座椅锁定在汽车的车身上。

购买二手儿童汽车座椅

当然你也可以购买二手的儿童汽车座椅。但是，重要的是要确保座椅和安全带完好无损。如果受损或者经历过交通事故则无法确保儿童座椅的安全性。就像自行车头盔一样，即使是一次很小的冲击也可能会使座椅出现细微裂纹，导致无法使用。而这些缺陷往往乍一看并不明显。所以，你应该选择值得信赖的卖家，最好从朋友或亲戚那里购买二手的儿童汽车座椅。

281

出去呼吸新鲜空气！

只要室外温度没有降到零下，外面没有刮风下雪，那么一个健康的宝宝从出生后三周开始就可以外出散步了。请注意好好包裹住宝宝不要吹到风，不要直接接受日光照射。给宝宝戴一顶小帽子是必不可少的，这可以用来防止热量流失（请参阅第156问）。开始的时候出去一刻钟就够了，慢慢地，你可以根据自己的体力情况延长散步时间，但是，不必要求自己一定要带着宝宝散步很长时间。

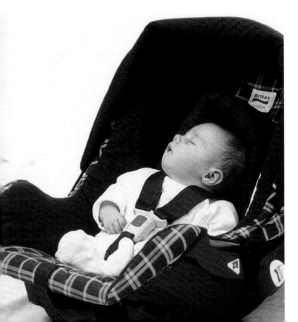

282

好婴儿车

"安全、实用以及舒适"是选择婴儿车的准则。为了保护宝宝的脊椎，并且更好地平衡震动，婴儿车应配有高品质的垫子、弹簧，以及充气的大轮胎。高度可调节的手柄可以根据你的身高进行调节，以减轻背部压力。稳定的驻车制动器至少可以制动两个轮子，并且可以轻松进行控制，而且必须配有儿童安全带。婴儿车还应能够装载一些重物。如果在推柄上的袋子里装一些购买的重物，可能会导致婴儿车向前倾翻，因此，最好在婴儿车下面有一个稳定的筐。此外，轮子的间距应尽量大，这样可以增加婴儿车的稳定性。请试一下，你所选择的婴儿车是否能够轻松折叠起来，这样可以节省你每天使用的时间。请注意可折叠模式必须有双重保险，以确保婴儿车不会在不小心的情况下合起来，夹伤宝宝。在购买婴儿车时还应注意它是否适合你汽车的后备厢尺寸。

其他重要的标准：遮阳板（保护宝宝免受阳光、雨雪侵袭），以及可拆洗面料。

婴儿提篮不适用

有的婴儿提篮带有车架，组合在一起可以当作婴儿车使用。但是我们不推荐这样使用！不能将婴儿提篮放在车架上来替代婴儿车。用于婴儿提篮的车架主要是让家长在上下车时可以更方便。这样你可以更轻松、更快捷地将宝宝抱进抱出，而不用让自己背部受累。但是，宝宝坐在里面却不是特别舒服，因为宝宝要保持一种非生理性的姿势，所以不要让宝宝长时间或者经常坐在里面。

283

使用轻便四轮童车

轻便四轮童车非常实用，但是如果宝宝还不能坐稳，请不要给宝宝使用这种童车，而且这种童车只适合短距离使用。因为，在轻便四轮童车中，宝宝的脊椎不能够得到充分保护，因为没有弹簧，所以震动力会直接作用在宝宝身上。轻便四轮童车特别适合夏季使用。在冬季，宝宝的背部和屁股很快就会变冷，所以请务必使用一个

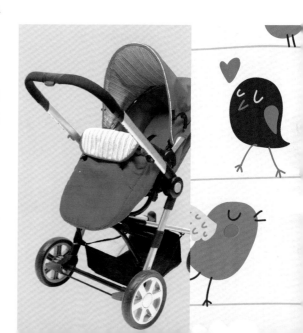

轻便四轮童车适合于会固定坐着的宝宝。

羊皮睡袋或者类似的东西给宝宝保暖。在下雪天格外不适合使用轻便四轮童车，因为积雪和泥巴会卡在小轮子里面。可以向后推靠背，让宝宝睡在里面。注意推杆的长度应适合你的身高。

<hr />

284

选择合适的背带

背带非常实用，因为可以让宝宝贴近你的身体。对于宝宝来说特别地舒适，但是并不是所有类型的背带都符合人体工程学。好的背带应具有下列几点特征：

- 宝宝坐在里面不会感到受限制，并且会照顾到宝宝的背部。
- 能够充分保护宝宝的头部，身体不会移动。

- 为了确保宝宝的髋关节发育良好，在宽宽的吊带两侧应有给宝宝放腿的开口，让宝宝的腿保持叉开的半蹲姿势。
- 背带上带有软垫肩带，不会压到或者摩擦你和宝宝。
- 宝宝的体重均匀分布，爸爸妈妈在背着宝宝的时候不会感到背部疼。
- 既可以将宝宝抱在胸前，也可以将宝宝背在后背。
- 小宝宝和大宝宝都可以使用。
- 应选择可以清洗的背带。

<hr />

285

决定性因素：保护背部

一直有一种说法，背巾会有损宝宝的背部。这是完全错误的！宝宝出生的时候就是这种姿势，把宝宝抱起来，他的腿会自动弯起来，因为他想要被抱着，并被固定住。宝宝在背巾里可以紧紧依偎着你，这种姿势从组织结构学上说也非常正确，宝宝弓起背部，弯起腿，臀部稍向前倾斜，走路时宝宝的位置不断变化，这会刺激宝宝的背部肌肉发育。

只有在宝宝的背部没有得到充分保护时背巾才会对宝宝造成伤害。你可以测试一下，应包紧宝宝，并确保在你弯腰时，宝宝也会安全地靠在你的身上。如果你充分保护好了宝宝的背部，只要你们俩喜欢，可以让宝宝长时间坐在背巾里。

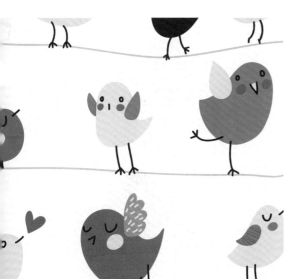

286

熟能生巧

也许在开始的时候你会感觉使用背巾很复杂，需要适应，但是只要多练习几次，这简直差不多和系鞋带一样简单，你可以练习使用背巾，直到你感觉很安全为止。你可以在一开始的时候使用布娃娃来进行练习。许多背巾厂商都会提供详细的背巾使用说明画册或者 DVD，如果可以，你的助产士也会很愿意到你的家里向你演示如何使用背巾。

287

背带还是背巾？

很多人都喜欢背巾，好的背巾可以满足上页的要求，并且可以有多样化的使用，因为你可以用不同的方式绑背巾。在最开始的时候你可以把宝宝横抱在胸前，几个月之后可以竖着抱在胸前，再过一段时间还可以使用侧坐或者后背的方式。从宝宝出生第一天一直到他足够大都可以使用背巾，并且还可以给其他宝宝继续用。经过一些练习，很快、很容易就能够掌握背巾的使用方法。

大部分适合用背带能够垂直抱在胸前的宝宝，不太适合绑背部或者臀部。只有很少部分的背带会考虑到小婴儿的组织结构特征，他们的身体肌肉还不是很强壮，如果你垂直抱着宝宝，而又没有给他充分的支撑时，宝宝的身体会缩到一起。长此以往会导致体态和消化问题。

很多助产士都会向你演示各种不同的绑背巾方法。在背宝宝之前请先试验一下。如果你觉得不合适，可以尝试其他的选择。

不论使用哪种背带都需要注意，保护好宝宝的背部。

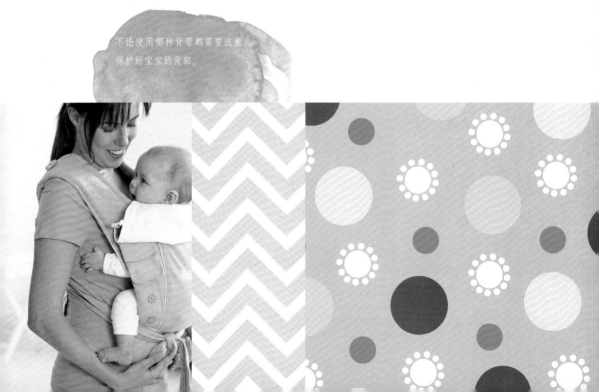

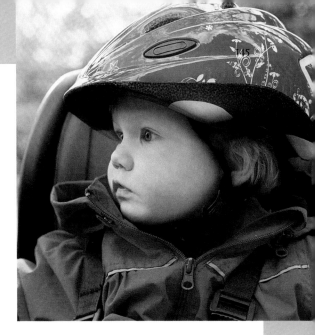

288

"面对面"式

不论使用什么样的背带，不论宝宝多大，都不应让宝宝面向前方，而是应该让宝宝面向你。因为用面向前方的姿势宝宝会坐得过直，背部负荷过大，不符合宝宝的人体结构。如果没有充分支撑宝宝的脊椎，每走一步都会"压缩"宝宝的脊椎，使宝宝承受很大的负担。在面向前方坐着时，宝宝的腿没有任何支撑地垂在下面，这样不能够确保宝宝保持叉腿半蹲姿势。而且，宝宝这时不是坐在尿布包上，而是坐在他的生殖器上。此外，在宝宝面向前方时，他不能够安静地趴在你的胸前，而在有过多刺激的时候，你也无法将宝宝拉回来。

请在出发前检查宝宝是否戴好安全帽。

289

视野开阔的绑带方式

很多宝宝一开始的时候在背巾里都会感到很满足，直到有东西挡住他们的视线，他们对这个世界感到很好奇，如果在背巾里能够看到的东西太少他们会开始哭闹。你的宝宝会喜欢能够让他们自由看到周围的、视野开阔的绑带方式。

290

骑自行车去郊游

只有在宝宝已经能够坐稳的情况下才能够带宝宝骑自行车出游，根据宝宝的体重你可以选择特殊的自行车儿童座椅安装在车把前面，或者在手把和车座之间，最大可承重十五千克。或者你可以在后车座上安装更为安全的座椅，最大可以承重二十五千克。如果想让宝宝在途中打个盹儿，那么请选择靠背可调节的儿童座椅。必备装备：安全带和固定脚凳。座椅应经过 TÜV 质量检测。如果你经常骑车外出，建议使用婴儿拖车，因为拖车比儿童座椅更为安全。几个月大的宝宝就可以使用拖车，但是在拖车上要装备特殊的车斗。请仔细听取自行车行的介绍。你和宝宝都必须戴好安全帽！在晴朗的天气不要忘记给宝宝涂防晒霜。如果温度较低，请务必给宝宝戴一顶帽子，以防宝宝敏感的耳朵被风吹到。

摆脱日常琐事：带宝宝去度假

第一次最好选择带宝宝在国内，或者周边国家旅行，这样旅途中可以轻松一些。不一定要在盛夏去度假，选择在夏初或者夏末出行对你和宝宝来说都很好。

不建议带宝宝进行长途旅行，特别是不要去热带国家，因为高温和潮湿的空气会对宝宝的身体组织形成很大压力。到国外旅行时通常需要多次接种特殊的疫苗，这些疫苗有的不适合宝宝，甚至会有害健康。此外，这些国家很多卫生条件和医疗服务不足。而在国内或者周边国家旅行，对宝宝基本上不会造成健康上的负担以及危险。选择在淡季旅行会更舒适，温度更适中，人也会更少，交通更通畅，价格更合理。如果你可以在公众假期之外的时间度假，那么请利用好这个机会。如果宝宝

开始上学了，那么就有很长一段时间你们只能在公众假期的时候才能去度假了。

291

给汽车驾驶员的提示

你需要给宝宝准备一个合适的、固定安装的儿童座椅。只有在使用背向行驶方向的儿童座椅时才能让宝宝坐在副驾驶的位置上，并且要关掉副驾驶安全气囊，因为供成年人使用的气垫会产生巨大的冲击力，这会危及宝宝的生命或者导致窒息。如果宝宝的

体重超过十五千克，可以让宝宝面向行驶方向坐在合适的背向儿童安全座椅中。

提供舒适的行驶条件

如果宝宝喜欢在坐车的时候睡觉，那么最好把旅途时间安排在晚上，白天在旅途中要注意做好充分的防护，防止宝宝受到直接日照、冷风和高热的侵袭。请定期检查宝宝是否过热或者过冷，并给宝宝穿合适的衣服。如果宝宝感觉烦躁，或者想要什么，请你停下车子，不要在驾驶的过程中转向宝宝。请绝对不要让宝宝自己留在车里。

长途驾驶中间请进行休息

基本原则是，如果宝宝还不能自己坐着，说明他的背部肌肉还很弱，不足以保持倾斜的坐姿，这样宝宝的脊椎会向腰椎方向压缩。此外，在疲倦或者睡觉的时候，宝宝会缩到一起，这样会妨碍呼吸的长度并影响消化。因此，请不要让宝宝长时间待在婴儿提篮里。但是，还没有能够替代婴儿提篮的车载装备。所以，如果需要长时间行驶，那么请经常休息一下。最好每两个小时把宝宝从婴儿提篮中抱出来一会儿，让他伸展和运动一下，你也可以给宝宝换尿布或者给他喂奶。这样就不用担心会给宝宝造成不良影响了。

预防旅行疾病

如果视觉印象快速转换，不能和平衡器官的信号达成一致，而大脑无法将这些信号聚集起来就会晕车。但并不是所有的宝宝都会晕车。在旅行出发前请不要给宝宝吃得太多，并准备一些小零食在路上吃，面包干、米饼、面包棒、饼干……在驾驶过程中请注意保持车内空气新鲜（但是不要有穿堂风！）。请一定要带一个塑料袋、一块湿毛巾以及干净的衣服。而且，如果宝宝吐了，请不要责备他，这只会让他感到更紧张，然后情况可能会变得更糟。只有在与儿科医生商讨之后才能够给宝宝吃晕车药。

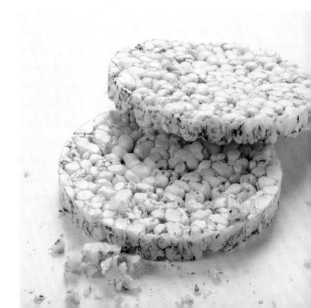

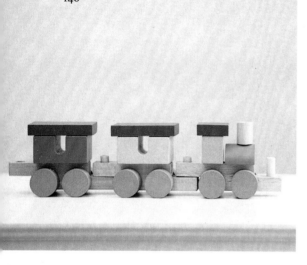

宝喂奶，或者给他安抚奶嘴。吮吸可以帮助宝宝平衡耳朵中的压力。飞机上有空调，因此，请带够保暖的衣服，司乘人员会为你提供毯子和垫子。此外，在手提箱中还应准备湿毛巾、尿布、吃的和喝的东西，以及宝宝最喜欢的玩具。不同的航空公司会提供不同的服务。如果你带宝宝旅行，基本上所有的航空公司都会为你准备第一排的座位，但是在预订时请务必进行说明。有些航空公司还会为你准备固定在机舱壁上的特殊婴儿床。

实用信息：一般婴儿车只允许到停机坪的位置。在登机时请将婴儿车放到行李箱中，这样在着陆后就可以重新使用了。

293

轻松乘坐火车旅行

对于全家人一起出行来说，火车旅行十分合适，不会塞车，而且爸爸妈妈都有时间陪着宝宝，通常可以心情愉悦地到达目的地。此外，火车中的活动空间比汽车或者飞机大。你可以提前托运行李，并在到达目的地之后再去领行李。餐车上的服务人员会很愿意给宝宝的奶瓶加热。请在手提箱中为自己和宝宝准备好保暖的衣服和一个薄毯子，因为火车上通常会比较凉。如果是乘坐城际特快列车，那么你可以提前预订舒适的家庭包厢。

295

宝宝的旅行药箱

在度假时请一定带上宝宝的黄色健康检查手册和疫苗接种证。为了应急，旅行药箱中一定要带上：

 宝宝常用的药物

缓解牙痛、消化不良、耳朵疼等急性病痛的止痛药物

用于清洁小伤口的愈合软膏和金盏花精华

生理盐水鼻喷雾剂

防晒以及防蚊虫叮咬的物品

宝宝因为呕吐或腹泻而流失大量水分时为宝宝补充的电解质溶液

体温计以及退烧药

宝宝腹胀时用的洋甘菊或茴香茶

294

带宝宝乘坐飞机

基本原则是，飞行的时间越短，家长和宝宝的压力越小。在飞行时要让宝宝保持压力平衡，因此请在起飞和降落时给宝

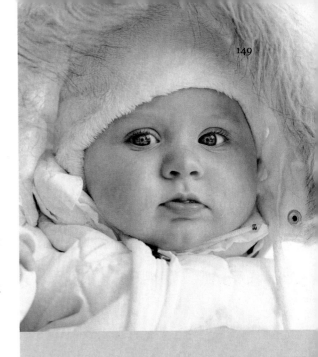

 撞伤及扭伤时使用的冰袋

 创可贴、绷带、镊子和蜱虫镊子

 296

宝宝的旅行保险

特别是在全家人一起的旅行中应该购买一份旅行医疗保险，这种保险通常不是很贵，如果你在国外需要医疗救助，保险公司会承担大部分的费用。如果想要带宝宝一同出行，那么旅行取消保险也很有用。

297

及时申请证件

从 2012 年 6 月开始，所有的德国儿童从出生开始就有了自己的旅行材料，用于到国外旅行。通常，在十二周岁之前只要使用儿童护照就可以了。儿童护照的有效期为六年，最长的签发或延期时效到十二周岁为止。但是对于一些国家，例如美国，使用儿童护照不可入境，或者说不可面签入境。所以，儿童也需要准备（昂贵的）可识别护照，或者另外准备的签证。如果你不确定你度假目的地的相关规定，请咨询外交部（www.auswaertigesamt.de），或者该国大使馆。

 298

冬季旅行

想带着宝宝一起去滑雪度假？有时能够看到有家长背着孩子去滑雪，请不要这样将小宝宝带到滑道上。这对于宝宝来说太危险了，而且这样很快就会冻着宝宝。但是，你可以让宝宝坐在婴儿车或者轻便四轮儿童车里，并且给宝宝准备好御寒的羊毛睡袋、保暖的衣服、热水袋、手套以及保暖的帽子，这样就可以让宝宝在滑雪场里享受他的冬季旅行了。你还需要准备特殊的防冻护肤霜，以防零下的温度冻伤宝宝的面部皮肤。最好选择不含水的油性润肤霜，因为如果润肤霜中含水会使皮肤冻住，伤到宝宝的皮肤。在山上还要为宝宝做好脸部和嘴唇的紫外线防护。最好给宝宝涂上油性护肤霜，即使童车上装备有遮阳板，能够抵御直接的日光照射。

重要提示：请给宝宝喝充足的水，否则由于山上的空气干燥，宝宝会通过皮肤流失过多的水分。

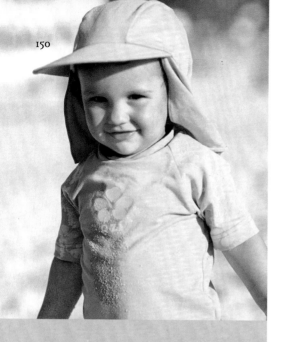

带宝宝去爬山

想要带宝宝一起体会爬山的乐趣？如果你的小可爱很健康，你最高可以带他到海拔2 500米的高度。不要爬到更高的高度，因为随着高度的增加气压也会越来越低，宝宝的大脑就会无法得到充分的氧气供给。

在较高的区域，宝宝会在第一天就频繁地哭闹，同时睡眠和胃口都会很差。宝宝首先得适应新的环境和变化。地势越高越要保护好宝宝免受太阳光线的照射（请参阅第138问）。除此之外，宝宝对水分的需要也会增加，请注意频繁且有规律地给宝宝喝水。如果你想要用背带背着孩子的话（首先要确保其安全性），在家的时候请进行大量的检测与练习。当宝宝在背带中坐着不舒服或不合适的话，旅行可能就要泡汤了。

海边度假

大多数的家庭都很喜欢带着自己的孩子来海边度假。如果水温很适合，也可以让宝宝感受一下大海，但是请不要让宝宝在水里待太久，否则小家伙很快就会感到冷了。请只带宝宝进入浅水区，因为这里海水的温度回升得更快。在海中戏水的时候要一直留意海蜇！而且宝宝也不适宜过长时间在水中玩耍，水面折射的强光可能会晒伤宝宝，在玩水的时候要一直给宝宝戴着遮阳帽。

在大风、大浪的天气，或者因为其他原因而禁止戏水（暗涌），就不要带着宝宝去戏水了，也不要抱着宝宝下水，因为可能存在被卷入海里的危险。

如果你的宝宝已经会走了，一定要给宝宝戴上一对手臂游泳圈！尽管做了万全的准备也一定不要让宝宝脱离你的视线。

合适的遮阳装备

无论是度假还是在家中，一岁以下的宝宝都不适宜直接晒太阳。宝宝的皮肤还没有建立起保护细胞色素，而且血液循环还并不稳定，所以还很容易被晒伤或中暑。给你的小宝贝穿上轻薄的长袖和长裤并为他寻找一处安静、阴凉的地方吧。十一点到十五点的正午阳光对宝宝来说格外危险，这时你和宝宝更适合留在室内进行午休，不要去沙滩上。请记住，多给宝宝喝水。给宝宝涂上好吸收

宝宝敏感的皮肤需要一款易吸收且有较高防晒指数的防晒霜。

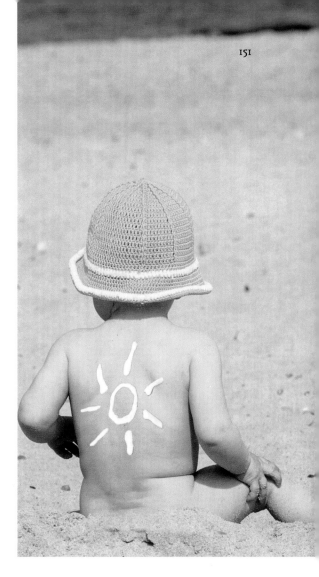

的（在家测试好）、防晒指数至少为 30，并能够进行矿物质紫外线过滤的防晒霜。定时给宝宝重新涂抹防晒霜，并给他穿一件 T恤（包括在水里的时候）。再准备一顶能够遮住头部和脖子的小帽子来保护宝宝免受户外紫外线的照射。

度假中的婴儿饮食

最简单的当然还是母乳，如果宝宝喝奶粉，那么请带好足够的奶粉，因为并不是到处都能买到宝宝习惯和适应的奶粉。同样，对于已经可以吃辅食的孩子来说，也应避免不必要的麻烦，准备好宝宝习惯的辅食食品。如果你还为宝宝准备了一些自己做的食物，可以将它们装在小瓶子里，在度假之前请试试宝宝是否喜欢，以免度假期间发生更多的"惊喜"。

旅馆中的饮食

如果你的孩子在家中已经可以上桌吃饭了，那么在旅馆中同样也可以这样做。

对于旅馆所提供的未经加工的水果和蔬菜、未完全做熟的食物，像烤牛肉、冰淇淋和奶油甜点等还请格外留意。其他的应该都没有什么问题。

小心使用自来水！

自来水很可能会引起腹泻，因此用于冲泡奶粉的水都应先烧开。如果不确定水质的好坏，那么还请你给宝宝喝矿泉水，同样，刷牙也要用矿泉水。

旅馆中自助餐的食物与饮料中常常放有冰块，可能存在引发腹泻的病菌。

图书在版编目（CIP）数据

新生儿护理300问 ／（德）劳厄著；董晓男译. —南京：译林出版社，
2016.3
ISBN 978-7-5447-6015-7

Ⅰ.①新… Ⅱ.①劳… ②董… Ⅲ.①新生儿－护理－问题解答
Ⅳ.① R174-44

中国版本图书馆 CIP 数据核字（2015）第 297170 号

Das Baby 1×1: Die wichtigsten Hebammentipps fürs erste Jahr
© 2012 by GRÄFE UND UNZER Verlag GmbH, München GU
Chinese translation (simplified characters) copyright：
© 2016 by Phoenix-Power Cultural Development Co., Ltd

著作权合同登记号　图字：10-2016-015 号

书　　　名	新生儿护理300问
作　　　者	〔德国〕比吉特·劳厄
译　　　者	董晓男
责任编辑	陆元昶
特约编辑	岳慧琼
出版发行	凤凰出版传媒股份有限公司
	译林出版社
出版社地址	南京市湖南路1号A楼，邮编：210009
电子信箱	yilin@yilin.com
出版社网址	http://www.yilin.com
印　　　刷	北京旭丰源印刷技术有限公司
开　　　本	700×1000毫米　1/16
印　　　张	10
字　　　数	87千字
版　　　次	2016年3月第1版　2016年3月第1次印刷
标准书号	ISBN 978-7-5447-6015-7
定　　　价	39.80 元

译林版图书若有印装错误可向承印厂调换